·北京协和医院内分泌科普丛书·

泌语协行

内分泌的秘密

第1辑

夏维波　李　梅　主　编

中国协和医科大学出版社
北　京

图书在版编目（CIP）数据

泌语协行：内分泌的秘密. 第1辑 / 夏维波，李梅主编.
—北京：中国协和医科大学出版社，2021.6（2025. 1 重印）.
（北京协和医院内分泌科普丛书）
ISBN 978－7－5679－1702－6

Ⅰ. ①泌… Ⅱ. ①夏… ②李… Ⅲ. ①内分泌病－诊疗
Ⅳ. ①R58

中国版本图书馆CIP数据核字（2021）第020241号

北京协和医院内分泌科普丛书
泌语协行——内分泌的秘密（第1辑）

主　　编： 夏维波　李　梅
策　　划： 杨　帆
责任编辑： 沈冰冰

出版发行： **中国协和医科大学出版社**
（北京市东城区东单三条9号　邮编100730　电话010－65260431）
网　　址： www.pumcp.com
经　　销： 新华书店总店北京发行所
印　　刷： 三河市龙大印装有限公司

开　　本： 889mm×1194mm　1/32
印　　张： 9.125
字　　数： 146千字
版　　次： 2021年6月第1版
印　　次： 2025年1月第3次印刷
定　　价： 48.00元

ISBN 978－7－5679－1702－6

编者名单

主　编　夏维波　李　梅

副主编　朱惠娟　李玉秀

编　委　（按姓氏笔画排序）

马明磊　王　鸥　王　雪　王　曦　平　凡
白　皙　邢小平　吕　璐　朱惠娟　伍学焱
刘　赫　刘　巍　池　玥　许岭翎　许建萍
李　鸥　李　娜　李　梅　李　楠　李乃适
李玉秀　李圆梦　杨　奕　肖新华　何　芳
张　茜　陈　适　茅江峰　季　文　金晨曦
周　珽　赵　媛　赵宇星　赵笛辰　胡　静
柯晓安　姜　艳　段　炼　贾觉睿智
夏维波　柴晓峰　黄奇彬　龚凤英　崔云英
董亚秀　董颖越　童安莉　潘　慧

秘　书　张　茜　何　芳　段　炼

绘　画　陶　鸿

摄　影　李　梅

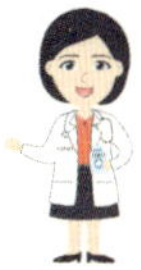

主编寄语

随着我国社会老龄化进程的加剧及人们生活方式的改变，内分泌代谢性疾病的患病率正迅猛增加，其中糖尿病、肥胖症、骨质疏松症等疾病已经成为我国最为常见的重大慢性疾病。这些疾病不仅患病率高、治疗花费大、并发症严重，而且知晓率低、治疗率不足，因而严重威胁人群健康，给国家和社会造成沉重的医疗负担。此外，内分泌系统还有多种罕见疾病和疑难重症，其诊断及治疗也面临挑战。因此，普及内分泌系统及其相关疾病的科学知识，提高对多种内分泌代谢疾病、罕见疾病和疑难疾病的认知水平，引导患者正确诊治疾病，已成为广大内分泌领域医务工作者的重要任务。为此，北京协和医院内分泌科主编的科普丛书《泌语协行——内分泌的秘密》应时而生。

翻阅《泌语协行——内分泌的秘密》一书，您将在娓娓道来、幽默风趣、又不乏科学性和知识性的文字中，走近神秘的内分泌系统，了解各个内分泌腺体的功能，知晓多种内分泌系统疾病的常见症状，知悉这些疾病的诊断方法和治疗策略。“半亩方塘一鉴开，天光云影共徘徊。问渠那得清如许，为有源头活水来”。相信这本由北京协和医院多名医生共同编写的科普书籍将为您解开内分泌系统和多种内分泌疾病的神秘面纱，令您开卷有益。

由于内分泌系统纷繁复杂，本书的内容并未覆盖内分泌代谢性疾病的全貌，我们将继续努力，在《泌语协行——内分泌的秘密》的后续篇章中，呈现更多内分泌系统及其相关疾病的知识。限于作者知识，本书一定存在不少瑕疵，盼请读者指正。

夏维波　李　梅

2020年夏

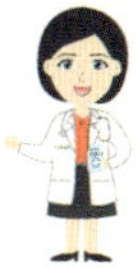

目　　录
CONTENT

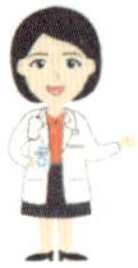

肾上腺篇

糖和嘌呤代谢篇

性 腺 篇

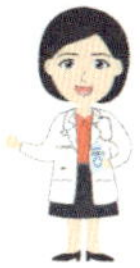

骨骼和甲状旁腺篇

肌肉脂肪篇

激素篇

下丘脑垂体篇

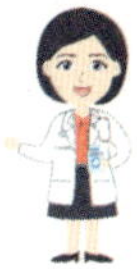

01 下　丘　脑

——人体信息处理反馈系统的高级调控中枢

假如人体是一台复杂的机器，那么下丘脑就是这台机器信息处理反馈系统的高级调控中枢。下丘脑是机体中一个奇特的腺体，它既属于中枢神经系统，能参与内分泌系统的高级调控，又具有内分泌功能，能分泌多种激素。作为人体神经内分泌网络的高级调控中枢，下丘脑通过接收、整合处理和传出信息的工作模式，维持我们人体正常的生命活动，对内表现为机体内环境各种生理平衡，对外则表现出正常的行为和情绪。

一、下丘脑——一个“有形无体”的腺体

下丘脑不是一个有明确解剖边界的器官，而是一个

“有形无体”的区域。下丘脑位于颅内，属于解剖结构上的间脑。它构成第三脑室的侧壁和底部，向下延伸至垂体柄。下丘脑的体积约为4cm^3，占正常成人脑容量的0.3%，相当于1个矿泉水瓶盖的体积（图1）。

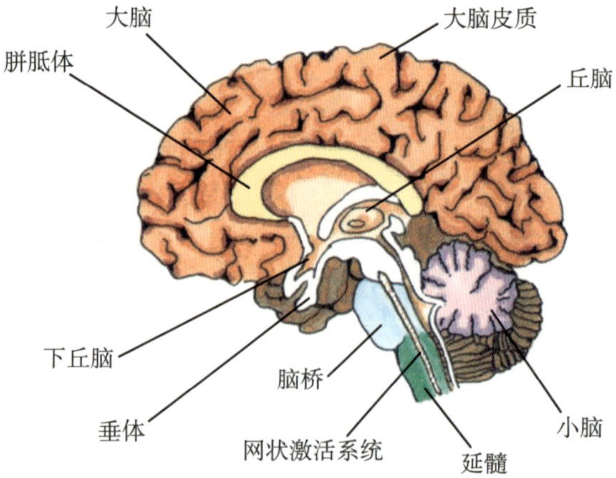

图1　下丘脑解剖位置示意

下丘脑区域主要由神经元构成的神经核团和神经纤维束组成，结构上从前向后分为4个区：视前区、视上区、结节区和乳头体区。神经元是下丘脑的基本工作单元，负责信息的接收、整合处理和传导。神经核团主要有视上区的室旁核和视上核，结节区的弓状核、背内侧核和腹内侧核，乳头体区的乳头状核。作为高级信息处理系统之一，下丘脑与其他器官或系统存在复杂的信息传输网络：一方面，下丘脑通过血管运输（垂体门脉系统）调节垂体的功能；另一方面通过神经纤维束与脑干、脊髓等其他中枢神经系统交流。

下丘脑不仅小巧精致，而且精明能干。首先，它能控制多种生理平衡，包括体温、摄食行为、昼夜节律、情绪行为、水盐平衡等，简称为:“吃、喝、睡、温、汗、神”。其次，下丘脑是内分泌系统的高级中枢，能调节垂体激素的分泌、储存与释放。此外，它还参与脑干等其他神经系统的功能调节，保持人体正常呼吸、心跳、步态等。

二、下丘脑的工作模式——神经内分泌

下丘脑作为信息处理反馈中枢，神经元的神经内分泌功能是其发挥作用最主要且别具一格的方法。不同的分泌物质能作为调整或输出信号使信息处理更精确，反馈更到位。

首先，下丘脑视上核和室旁核的神经元能合成抗利尿激素和催产素。这两种激素合成后通过神经纤维束运送到下级仓库——神经垂体储存和释放。抗利尿激素，又称血管升压素，可视为体内的“保水激素”。它能维持机体水盐平衡，参与调节血压、血钠和尿液形成等。当我们口渴时，抗利尿激素分泌增加，它能通过提高肾脏对水的重吸收，浓缩尿液，从而减少水的排出。催产素主要作用于乳腺和子宫平滑肌，能刺激乳腺分泌乳汁和增强子宫平滑肌收缩有助于分娩。催产素与人的社会行为和情绪也有关系。近年来研究表明，催产素在下丘脑中还可以作为协调饮食

和能量代谢的信号，可能是未来饮食模式异常的治疗新靶点。

其次，下丘脑特定区域的神经元能分泌多种促垂体激素，包含释放激素和抑制激素。这些激素被释放入血，随血流到达腺垂体，可以调节垂体细胞的分化增殖和垂体激素的合成分泌，继而调控垂体激素的下游靶腺体的分泌功能，形成等级明确的信息输出及效应系统，即下丘脑－垂体－靶腺轴系。促垂体激素包括促甲状腺激素释放激素、促性腺激素释放激素、促肾上腺皮质激素释放激素、促生长激素释放激素、黑色素细胞刺激激素释放因子、催乳素释放因子、生长激素抑制因子、黑色素细胞刺激激素抑制因子、催乳素抑制因子（图2）。

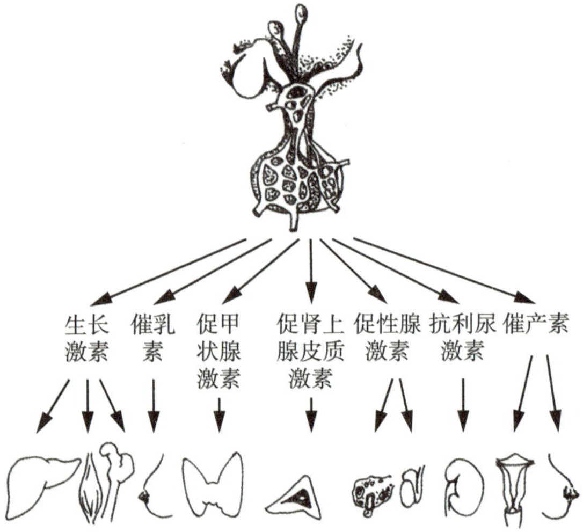

图2　下丘脑调控垂体分泌的激素

此外，下丘脑神经元还能分泌其他的神经肽类物质，如传递兴奋和快乐的多巴胺，传递紧张或激动的儿茶酚胺，传递抑郁的γ-氨基丁酸，传递愉悦的5-羟色胺等。这些神经肽类物质作为神经元之间相互沟通的信使，保证了信息处理流程的准确和高效，从而协调机体各种活动和生理功能。

三、下丘脑精细的调控网络

下丘脑可以协调机体不同系统的功能，包括内分泌、运动行为、神经系统等，多种因素能协调该过程。来自外环境的感觉信号（如光刺激、湿度、温度）和机体内环境的信号（如血糖、血压、激素），既是下丘脑的信息来源，又是其功能调节的重要因素。此外，机体的生物功能受周期或循环变化的控制，由位于下丘脑内自主的“生物钟”驱使。而这些“生物钟”很大程度受外界自然环境调节，如昼夜改变、月亮周期或者日夜长度的比例。

其中，激素水平的正负反馈对下丘脑功能调节最为关键。下丘脑–垂体–靶腺轴系是人体内经典且精确的反馈调控系统，等级明确，能实现信息上传下达。其调控的大致流程为：①外环境和机体内环境的各种输入信息调节下丘脑神经元的激素和神经肽类物质的分泌水平和类别。②神经元分泌的神经肽类物质作为信使实现神经元之间信息传

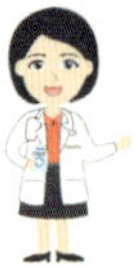

递，促垂体激素能增强或抑制相应的垂体激素和下游靶腺激素分泌。③靶腺激素水平可以影响下丘脑和垂体相应的上位激素的分泌水平。

以下丘脑-垂体-甲状腺轴为例，大致流程为：①外界温度信息和/或机体血清低甲状腺激素（T_3和T_4）水平信息输入下丘脑，经整合处理后，豚鼠相关蛋白神经元能分泌神经肽Y。神经肽Y作用于促甲状腺激素释放激素神经元，分泌促甲状腺激素释放激素。②促甲状腺激素释放激素释放入血后，随血液进入垂体，促进腺垂体细胞分泌促甲状腺激素，继而促进甲状腺分泌T_3、T_4。③相反，血清T_3、T_4水平过高对垂体和下丘脑有负反馈作用，能抑制下丘脑促甲状腺激素释放激素和垂体促甲状腺激素的分泌。

四、下丘脑疾病相关症状的“变幻莫测”

各种原因导致的下丘脑疾病称为下丘脑综合征。其病因多种多样，包括先天性和后天性，后天性病因主要有肿瘤、炎症、外伤和功能性。极少数找不到明确病因的患者称为特发性下丘脑综合征。下丘脑作为人体信息处理中心，该区域结构和功能错综复杂，因此下丘脑综合征患者临床表现不一，症状出现有先后顺序，可累及多系统，严重者可危及生命。

一方面，下丘脑激素分泌功能障碍可导致内分泌功能紊乱，表现为激素分泌减少或增多症状。不同激素的缺乏或增多导致的临床表现截然不同。例如，促性腺激素释放激素分泌不足可导致性器官发育不良或第二性征不出现，分泌过多可导致性早熟；促生长激素释放激素分泌增多可导致肢端肥大症或巨人症，分泌不足可导致矮小症或侏儒症；抗利尿激素分泌减少可以引起尿崩症，分泌增多可导致水中毒。

另一方面，下丘脑功能障碍导致各种生理平衡失调，出现睡眠障碍、摄食障碍、体温异常、出汗异常等。睡眠障碍通常表现为不分时间的嗜睡，少数为失眠。体温异常可表现为不明原因的发热或体温下降，出汗异常表现为多汗、少汗或偏身出汗等。下丘脑损伤引起的肥胖是儿童颅咽管瘤术后常见的并发症，发生率达30% ～ 70%，表现为难以控制的血脂异常和肥胖。

此外，下丘脑综合征还可以表现为性格改变、喜怒无常等精神症状，以及头痛、视野缺损等原发病症状。成人以头痛、嗜睡、肥胖为主要表现，而儿童以肥胖为主要首发症状，其次是嗜睡和发热。

下丘脑综合征诊断较为困难，一旦确诊后治疗较明确，主要是对原发病治疗、纠正内分泌功能异常和对症治疗。

综上，下丘脑是内分泌系统和神经系统的高级中枢，是精细而缜密的司令部。正是下丘脑中每天无数的信息输入、信息整合处理和效应信号输出有条不紊地进行，才能时刻保证我们的机体有序地运作。

（柯晓安　朱惠娟）

参考文献

[1] 史轶蘩. 协和内分泌和代谢学［M］. 北京：科学出版社，1999：621-825.

[2] Shlomo M，Kenneth S. Polonsky，P. Reed Larsen，et al. Williams Textbook of Endocrinology，13/E［M］. America：Elsevier Saunders，2015：93-270.

[3] Jenkins JS. The Hypothalamus［J］. British Medical Journal，1972，2（5805）：99-102.

[4] 孙文鑫，陈凤生. 下丘脑综合征诊断与治疗［J］. 中国实用儿科杂志，2006，21（11）：806-808.

[5] Eiden LE，Gundlach AL，Grinevich V，et al. Regulatory peptides and systems biology：A new era of translational and reverse-translational neuroendocrinology［J］. Journal of Neuroendocrinology，2020，32（5）：e12844.

02 小垂体，大学问

“垂体”这个名词可能对很多人来说十分抽象，即使许多有垂体疾病的患者，到医院就诊时经过医生的专业评估诊断明确后，面对“垂体XX”的诊断，仍然是满脑子的疑惑：什么是垂体？它在哪个部位？又有什么作用呢？本文将对上述问题逐一进行介绍，慢慢揭开垂体神秘的面纱。

垂体位于颅内，借漏斗与下丘脑相连，形状近似卵圆形。成年人垂体大小约为1cm×1.5cm×0.5cm，重0.5～0.6g，约一粒黄豆大小。女性妊娠期间其体积可稍微增大些（图1）。垂体虽然体积小，却是人体内最复杂的内分泌腺体，发挥着至关重要的作用，所产生的激素不仅与骨骼和软组织的生长有关，还会影响其他多种内分泌腺体的功能，如肾上腺、性腺、甲状腺等，可谓是内分泌腺体中的“司令部”。

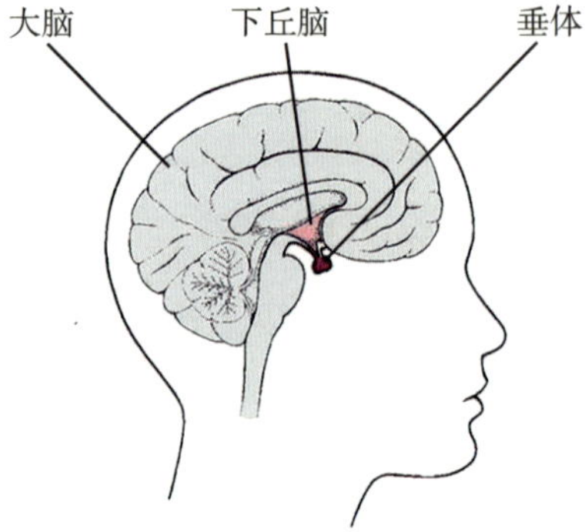

图1 垂体解剖位置示意

一、垂体可分泌哪些激素？

垂体可分为垂体前叶（腺垂体）和垂体后叶（神经垂体）两部分，各部分均有重要任务（图2）。腺垂体细胞主要分泌7种激素，分别为催乳素、生长激素、促甲状腺激素、促性腺激素（黄体生成素和卵泡刺激素）、促肾上腺皮质激素和黑色素细胞刺激素。这些激素的主要功能如下：①催乳素：促进乳房发育成熟和乳汁分泌。②生长激素：

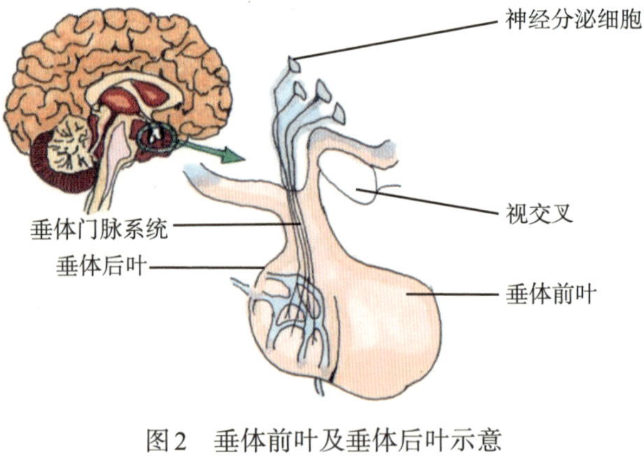

图2 垂体前叶及垂体后叶示意

促进生长发育，帮助蛋白质合成及骨骼生长。③促肾上腺皮质激素：主要促进肾上腺皮质激素合成和释放。④促甲状腺激素：促进甲状腺激素合成和释放。⑤卵泡刺激素（FSH）：在男性，FSH可以作用于睾丸的生精小管，促进其发育、成熟及精子的产生。在女性，FSH可以促进卵巢的卵泡发育和成熟。⑥黄体生成素（LH）：在男性，LH对睾丸间质细胞具有营养作用，并可刺激睾酮的释放。在女性，LH与FSH共同作用促进卵泡成熟，帮助女性分泌雌激素及排卵。⑦黑色素细胞刺激素：控制黑色素细胞，促进黑色素合成。

神经垂体本身不产生激素，而是作为仓库起贮存的作用。下丘脑产生的抗利尿激素和催产素，会被运送到神经垂体贮存起来，当身体需要时就释放到血液中。看了以上这些介绍，相信大家都会对垂体的功能有所了解，别看垂体体积小，发挥的作用却很大。

二、垂体功能受到哪些调节？

垂体分为腺垂体和神经垂体两部分。腺垂体激素的分泌，既受到下丘脑的调控，也受到外周靶腺激素的反馈调节。下丘脑可合成多种调节垂体功能的物质，有些起到促进腺垂体激素分泌的作用，有些则会抑制腺垂体激素的分泌。下丘脑与腺垂体之间存在着一套特殊的血管运输系统，称为垂体门脉系统。下丘脑合成的这些可调节腺垂体功能的物质，就是经过垂体门脉系统运输到腺垂体的。

靶腺是指接受腺垂体激素调控的腺体，如甲状腺、性腺、肾上腺等。它们本身受到腺垂体激素的调控，同时它们所分泌的激素反过来对于下丘脑调节性物质的分泌及腺垂体激素的分泌都有反馈作用。比如，当靶腺激素的血液浓度升高时，就会向下丘脑和垂体传达抑制信号：“我分泌的激素已经够多了，不用再督促我分泌激素了”，于是下丘脑和垂体便会根据信号作出调整，使相应的促进靶腺激素释放的物质分泌减少，进而使靶腺激素的血液浓度稳定在一个合适的水平。

神经垂体作为一个仓库，主要贮存及释放抗利尿激素和催产素。其中，抗利尿激素的释放主要受到血浆渗透压和循环血量的影响。比如，当血浆渗透压升高时，相当于血液被浓缩，如大量出汗、腹泻等造成的水分丢失，此时对渗透压感受器的刺激加强，可使抗利尿激素释放增多，引起尿量减少，从而保住体内的水分。而当大量饮水时，血浆渗透压降低，相当于血液被稀释，对渗透压感受器的刺激减弱，则抗利尿激素释放减少，水的排出量增多，也就是喝水利尿的现象了。循环血量可以通过刺激体内的容量感受器，影响抗利尿激素的释放。当循环血量过多时，对容量感受器的刺激增强，引起抗利尿激素释放减少，产生利尿的作用来排出多余的水分，使循环血量恢复正常。

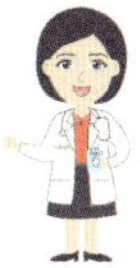

反之，当循环血量减少，如大量失血时，对容量感受器的刺激减弱，引起抗利尿激素释放增多，起到保水的作用，以恢复循环血量。此外，还有一些其他因素可以影响抗利尿激素的合成和释放。比如疼痛、情绪紧张时，抗利尿激素释放会增多，进而引起尿量减少。

催产素的释放也受到多种因素的影响。妊娠晚期时子宫、子宫颈和阴道的一些变化，哺乳时婴儿吸乳头的刺激，均能促进催产素的释放。而一些情绪如焦虑、恐惧、疼痛则会抑制催产素的释放。

三、垂体相关的常见疾病有哪些?

垂体虽小，相关疾病种类却不少，这里简要介绍一下。垂体疾病中最常见的是垂体腺瘤。绝大部分垂体腺瘤都是良性的。此外，根据腺瘤细胞是否产生激素，垂体腺瘤又可分为功能性垂体腺瘤和无功能性垂体腺瘤两大类。功能性垂体腺瘤又可进一步根据肿瘤细胞产生的激素种类不同，分为催乳素腺瘤、生长激素腺瘤、促肾上腺皮质激素腺瘤等。垂体腺瘤中最常见的类型是催乳素腺瘤，患者可出现闭经-泌乳综合征，特征性表现为闭经、溢乳和不孕不育等；生长激素腺瘤在儿童时期会导致巨人症，特征性表现为儿童期过度生长，身材高大，食欲亢进，但到晚期体力则会日渐衰弱，生长激素腺瘤在成人中会引起肢端肥大症，

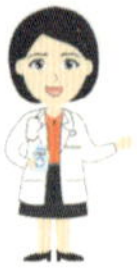

特征性表现为手脚增宽增大、皮肤粗糙油腻、嘴唇变厚、声音低沉、睡眠打鼾、血压和血糖升高、心功能下降、骨关节疼痛等；促肾上腺皮质激素腺瘤，会引起库欣综合征，特征性表现为满月脸、水牛背、向心性肥胖、痤疮、紫纹、高血压、继发性糖尿病和骨质疏松等。此外，还存在混合型垂体腺瘤，表现为两种及以上靶腺的功能异常。

功能性垂体腺瘤等原因引起垂体产生过多的激素，统称为垂体功能亢进，临床表现为一系列激素过多的症状，如闭经-溢乳综合征（催乳素分泌过多）、巨人症（骨骺闭合前生长激素分泌过多）、肢端肥大症（成年生长激素分泌过多）。此外，肿瘤压迫、炎症浸润、手术损伤或放射治疗、垂体卒中、颅内感染、空泡蝶鞍、严重营养不良等原因可引起垂体激素产生不足，统称为垂体功能减退。例如垂体性侏儒症（生长激素分泌不足）、性腺功能低下（促性腺激素分泌不足）等，垂体后叶功能受累的疾病有中枢性尿崩症（抗利尿激素合成及释放不足）等。

（白 皙 潘 慧）

参 考 文 献

[1] 葛均波，徐永健. 内科学（第8版）[M]. 北京：人民卫生出版社，2013：653-703.

[2] 史轶蘩. 协和内分泌和代谢学 [M]. 北京：科学出版社，1999：621-825.

[3] Kronenberg HM，Melmed S，Polonsky KS，et al. Williams Text-

book of Endocrinology [M]. Eleventh Edition. Beijing: People's Military Medical Press, 2011: 1023.

[4] Melmed S. Pituitary-Tumor Endocrinopathies [J]. N Engl J Med, 2020, 382 (10): 937-950.

[5] Higham CE, Johannsson G, Shalet SM. Hypopituitarism [J]. Lancet, 2016, 388 (10058): 2403-2415.

03 骨龄的秘密

小明今年14岁，身高162cm，唇上已经有了几根小胡须。爸爸身高166cm，妈妈身高155cm。因为父母的身材都偏矮，所以妈妈对孩子的身高特别重视。那天妈妈来找我，说孩子最近1年身高增长很慢，看看需不需要注射生长激素促进身高增长。拍骨龄X线片一看，骨骺全部闭合了（图）。没有身高增长的余地了。妈妈惊讶地张大嘴巴："我们家娃才14岁，怎么就不长个子了？"我告诉她，身高能不能长，不看年龄，看骨龄。

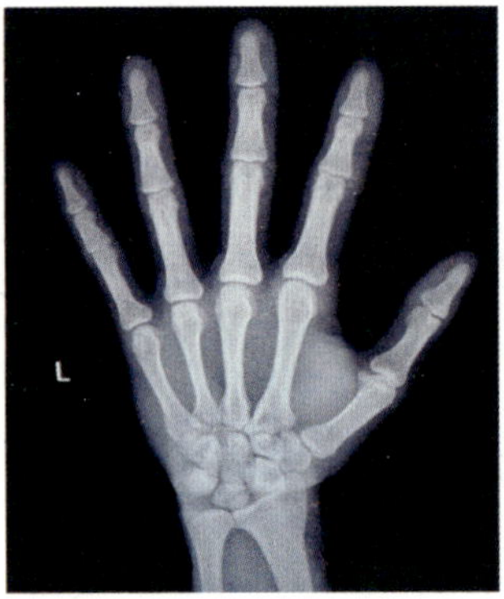

图　骨龄X线图

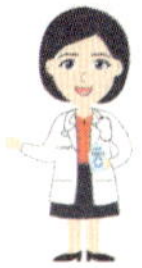

一、什么是骨龄?

骨龄代表骨骼的成熟度。人身高的增加，本质上是骨骼的增长。幼稚幼龄的骨骼两端有缝隙，通过缝隙内的软骨增多而增长。而大龄成熟的骨骼，两端的缝隙就关闭了，因此身高也不再增长。

二、骨龄受哪些因素影响?

影响骨骼成熟最重要的因素是性激素，不是生长激素。在大多数情况下，男孩11岁左右进入青春期，雄激素水平逐渐升高达到成人水平，在15岁时骨骺关闭。女孩因为发育早，大约9岁就开始进入青春期，雌激素水平逐渐升高。平均到了12岁半来月经后，雌激素达到成人水平，骨骺快速关闭。因此到13岁时，骨骺线就基本关闭了。

目前，有药物（亮丙瑞林缓释剂）能够延缓青春发育，降低性激素水平，可推迟骨骺关闭，使患者获得更多身高增长的时间。

有的男孩子，虽然年龄已达13岁，但因为发育晚，睾丸产生的雄激素少，导致骨骼不成熟，骨龄落后在11岁。这种情况称为“骨龄落后2年”，又称为“晚长”。因为孩子还有4年时间可以生长，而不是2年，因此，即使目前身材矮一些，也不要紧。

所以，如果你想知道孩子是否属于“晚长”，不要猜测，而是要去医院做一个骨龄检查。如果骨龄落后1～2年，提示患者可能属于“晚长”。

有一些女孩子，虽然只有10～11岁，在同龄人中个子偏高，但已经来月经了，雌激素水平明显升高，测定骨龄达13岁，提示骨骺已经关闭，提示没有身高增加的机会了。因此，这种身材偏高，实际上是一种假象，是以牺牲骨龄为代价的“一过性身材偏高”。

通过以上的学习，我们得到以下一些信息：①骨龄越小，身高增长的潜力越大；骨龄越大，身高增长的潜力越小。骨骺关闭，身高停止增长。②青春发育延迟，可能带来身高获益。青春发育提前，可能引起骨骺提前关闭，损害终身高。③必要时可在医生指导下，恰当使用药物降低性激素水平，可能通过延缓骨骺关闭而增加身高。

现在您了解了，医生是根据孩子的骨龄，而不是实际年龄，来预测将来的终身高。所以，文章开头提到的小明妈妈，误以为年龄小就有生长潜力，结果延误了重要的干预时机。

提醒一下，肥胖的孩子，青春发育可能容易提前，导致骨骺提前关闭，对终身高带来不良影响。而偏瘦一些的孩子，可能易出现青春期延迟，有助于身高的增加。

（茅江峰）

04 生长激素治疗中的常见问题

注射生长激素，可促进蛋白合成，增加肌肉含量，促进脂肪分解（减肥），促进软骨生长（长个子），目前临床广泛应用于矮小症的治疗。然而，应用生长激素过程中，患者父母经常提到一些问题，医生根据临床经验，进行简要答复。需要注意，很多问题，其实在医学界目前尚无肯定的答案，而且不同个体对药物治疗存在不同的反应。因此，这些答案仅作为参考。

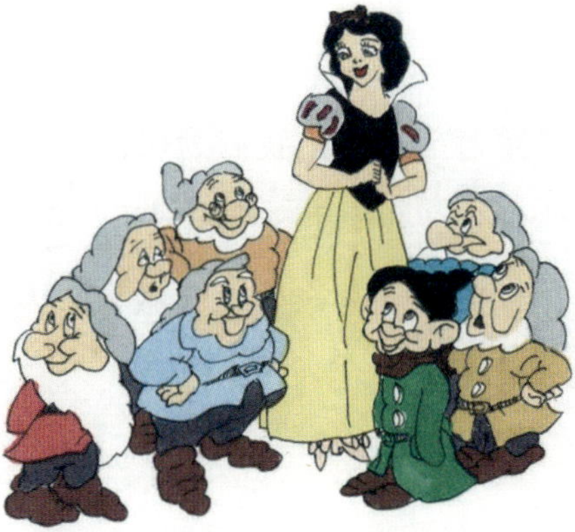

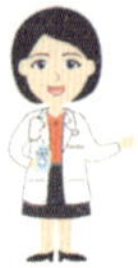

一、使用生长激素后，最常见的不良反应有哪些？

总体而言，注射生长激素是较为安全的，不良反应较少。有的患者可能出现注射部位一过性红肿，少数患者出现眼睑水肿。随着用药时间延长，上述反应常常减轻。尚无明确证据表明生长激素治疗促进新的肿瘤发生，一般不升高血糖水平。

二、使用生长激素是否会抑制自身生长激素分泌，产生药物依赖？

生长激素治疗，可能会抑制自身生长激素分泌。就像本来你每天挣钱100元，现在为了提高你的生活质量，每天补助你200元。后果是，你自己就不出门赚钱了。等到有一天停止补助了，你才会恢复赚钱能力。

注射药物时，我们为机体提供了大量生长激素，所以人体自身会减少生产生长激素。但停止注射药物3～6个月后，垂体会恢复产生生长激素。因此，生长激素治疗不会产生依赖性。

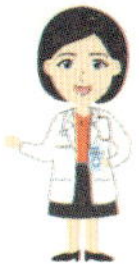

三、用生长激素治疗是否会引起脊柱侧弯、手脚变大?

一般生长激素治疗不会引起脊柱侧弯。但是，如果患者本身存在脊柱侧弯的疾病，药物治疗可能会加重脊柱侧弯。本质上，生长激素治疗和脊柱侧弯并没有直接的相关关系。脊柱侧弯的原因很复杂，主要决定于基因遗传，而不是生长激素的水平。很多人在自然生长或注射生长激素时，手脚增大会特别明显。这是一种正常现象，而不是疾病。不必担心，如果没有长期使用超大剂量的生长激素，一般不会引起“肢端肥大”。短期的生长激素增多，符合青春发育过程中生长激素突增的正常变化，一般不会导致肢端肥大。

四、注射生长激素，是否会引起变声，体毛加重，性早熟和骨龄提前?

生长和发育是两个不同的概念。生长激素的应用，不会促进性腺的发育，不会促进骨龄提前，不会导致体毛加重和变声。生长激素促进身高的生长，不参与和促进性腺的发育。

导致骨龄提前的主要因素是性激素，这些性激素主要来源于卵巢、睾丸、肾上腺和外周的脂肪组织。因此，肥胖的患者往往雌激素水平偏高，导致提前出现身高增长加速和骨骺提前关闭。

五、用药是否会透支孩子的生长空间？

生长激素治疗，不会透支孩子的生长空间。所谓的生长空间，或者生长的潜力，指的就是骨龄。骨龄越小，骨龄进展越慢，生长的潜力就越大。注射生长激素，不会促进骨龄进展。

六、停止生长激素治疗后，是否影响后续的自身生长？

这个问题目前尚无答案。

临床上可以看到，有些患者在停止生长激素治疗后3～4个月，会出现生长速度减慢。这可能与自身生长激素分泌受到一过性抑制有关。也可能因为停药后，患者恢复到以前较慢的生长速度。停止生长激素治疗，不会长期抑制患者自身的生长激素分泌，因此在停药数月后，孩子将按照原来的生长速度生长。

我们也观察到，一些孩子在生长激素治疗后，身高进入到同龄人的平均值。停药后，患者保持同龄人的生长速度，不再掉队了。

停药后患者的生长趋势，受很多因素的影响，包括自身分泌生长激素的能力，青春发育的时间和强度，父母的遗传身高等等。因此，我们难以作出明确的预判。

七、治疗期间，出现感冒发热、骨折、预防接种等情况，是否应继续注射药物？

一般来讲是可以继续注射生长激素。但另一方面，我们都需要学会“避嫌”。比如在疫苗接种后，很多孩子会出现发热和疼痛。如果同时注射生长激素，就难以判断哪个因素引起发热症状。为了“避嫌”，在感冒发热和疫苗接种期间，最好停用药物 1 ～ 3 天，确信感冒好了或疫苗接种顺利，再继续生长激素治疗。

（茅江峰）

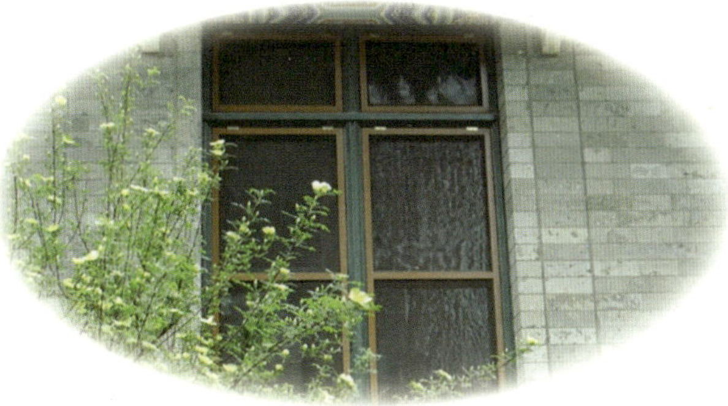

甲状腺篇

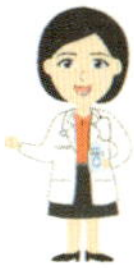

05 小蝴蝶也有大秘密

甲状腺作为重要的内分泌腺体之一，位于颈部甲状腺软骨下方、气管两旁，形似蝴蝶，犹如盾甲，因此得名“甲状腺”。正常的甲状腺长4～5cm，宽2～3cm，重量不足半个鸡蛋，却隐藏着巨大的秘密。别的不提，单说“甲状腺结节”这个词，大家都应该听说过，也许您的体检报告上就有这个诊断，但您真正了解它吗？

一、什么是甲状腺结节？不会是肿瘤吧？

甲状腺结节即为甲状腺细胞在局部异常生长所引起的散在病变，通常表现为甲状腺中的圆形或椭圆形的异常组织团块。多数甲状腺结节不是肿瘤。

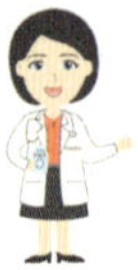

二、为啥听说很多人得这种病？

甲状腺结节是内分泌系统的多发病和常见病，随着检查技术的发展和人们健康意识的提高，其发现率也快速增长。一般人群中通过医生查体触诊的检出率为3%～7%，而高分辨率B超的检出率可达20%～76%，通常不会危害健康，所以不用大惊小怪。甲状腺结节的形成与遗传、放射、碘摄入量等有关，但具体发病机制目前尚未明确。

三、甲状腺结节有什么症状？既然患病率这么高，我是不是也得去医院查一查？

甲状腺可以产生一种叫做“甲状腺激素”的物质，多数结节不会改变体内甲状腺激素的水平，因此患者通常没有临床症状。但合并甲状腺激素异常时，可出现相应的临床表现。部分患者由于结节压迫周围组织，出现相应症状：压迫食管出现吞咽困难、饮水呛咳等；压迫气管出现憋气、呼吸困难等；压迫喉返神经出现声音嘶哑、失声等；压迫大静脉出现面部青紫水肿、颈部和前胸浅表静脉明显扩张等。

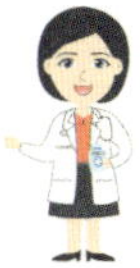

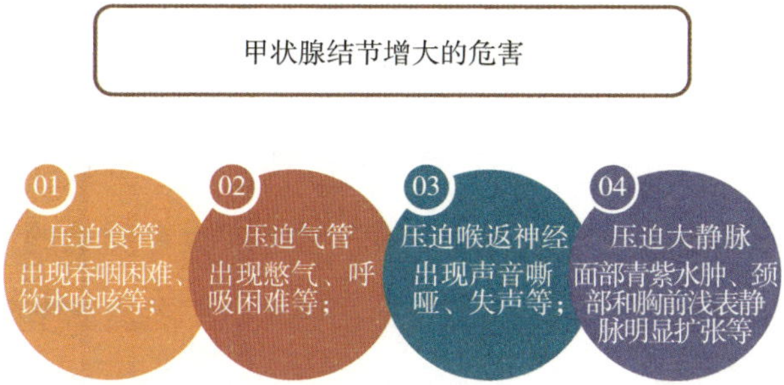

如果您实在担心患病的话，可以在体检套餐中加入甲状腺超声检查以明确。在甲状腺结节的诊断程序中，超声是目前敏感性最高的检查方法，可测量结节的大小、数量、位置、质地（囊性或实性）、形状、边界、包膜、钙化、血供以及与周围组织的关系等情况，同时评估颈部区域有无淋巴结以及淋巴结的大小、形态和结构特点。但其实并不推荐超声检查作为正常人群和甲状腺疾病低风险人群的筛查手段。

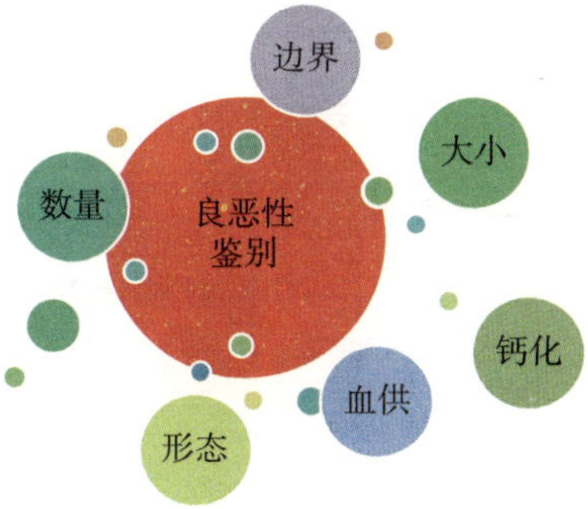

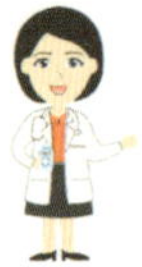

四、甲状腺超声报告应该怎么看？

5% ～ 15%的甲状腺结节为恶性，即甲状腺癌。良恶性甲状腺结节的临床处理不同，对患者生存质量的影响和涉及的医疗花费也有显著差异。因此，甲状腺结节评估的要点是良恶性鉴别。某些甲状腺超声征象亦有助于甲状腺结节的良恶性鉴别。读到这里，您就可以拿出自己的超声报告，对照看看您的结节大致是什么性质。高度怀疑恶性结节特异性最高的3个特征：微钙化、边缘不规则及纵横比＞1。

目前还有部分医院使用甲状腺影像报告和数据系统（TI-RADS）对结节性质进行分类：TI-RADS 1级：阴性，恶性率0；TI-RADS 2级：良性病变，恶性率0；TI-RADS 3级：无可以超声表现，恶性率1.7%；TI-RADS 4a级：1个可疑超声表现，恶性率3.3%；TI-RADS 4b级：2个可疑超声表现，恶性率44.4%；TI-RADS 4c级：3个或4个可疑超声表现，恶性率72.4%；TI-RADS 5级：5个可疑超声表现，恶性率87.5%以上；TI-RADS 6级：病理学检查确定为恶性。

除了超声检查以外，下述病史和体格检查结果也是甲状腺癌的危险因素：

1．头颈部放射线照射史或放射性尘埃接触史。

2．全身放疗史。

3．有分化型甲状腺癌、甲状腺髓样癌或多发性内分泌腺瘤病2型、家族性多发性息肉病等疾病既往史或家族史。

4. 年龄＜14岁或＞70岁。

5. 男性。

6. 结节生长迅速。

7. 伴持续性声音嘶哑、发音困难，并可排除声带病变（炎症、息肉等）。

8. 伴吞咽困难或呼吸困难。

9. 结节形状不规则、与周围组织粘连固定。

10. 伴颈部淋巴结病理性肿大。

五、除了超声检查以外，还需要查些什么？

所有甲状腺结节的患者均建议抽血化验甲状腺功能，尤其是检查促甲状腺激素（TSH）这一指标，甲状腺结节患者如伴有TSH水平低于正常，则提示结节可能为自主功能性，其结节为恶性的比例低于伴有TSH水平正常或升高者，建议进一步行甲状腺核素扫描。需要注意的是，孕妇不能行核素扫描，接受核素扫描的哺乳期女性应停止哺乳。

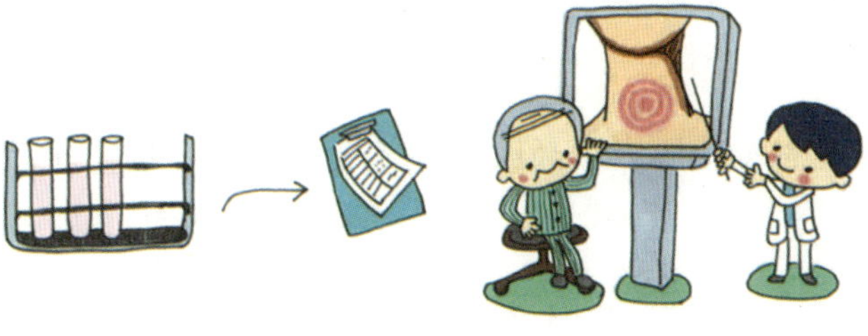

六、甲状腺穿刺具体怎么操作？有没有必要做？

甲状腺细针穿刺抽吸活检（FNAB），就是指在超声引导下用一根细针从甲状腺结节取出少量组织细胞做病理检查，通过在显微镜下观察细胞形态，以判断目标病灶性质（图1）。这是创伤最小、最精确且性价比最高的检查方法。

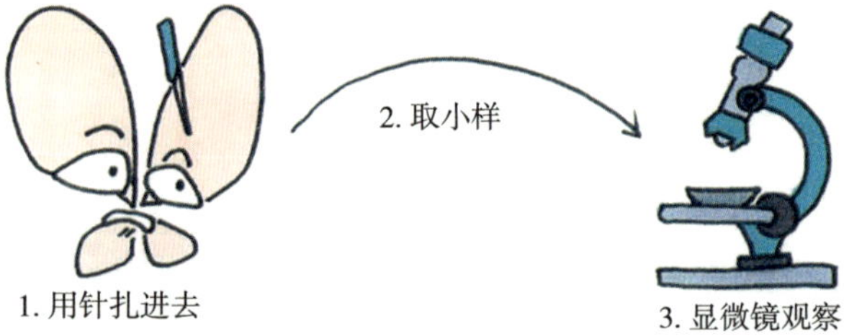

图1　甲状腺FNAB

以下情况建议行甲状腺FNAB：

1. 最大径＞1cm、超声高度怀疑恶性的。

2. 最大径＞1cm、超声中度怀疑恶性的。

3. 最大径＞1.5cm、超声低度怀疑恶性的。

4. 如果超声发现可疑淋巴结，建议对其进行穿刺并将冲洗液做甲状腺球蛋白（Tg）测定（同样适用于直径＜1cm的结节）。

5. 患者临床表现高度怀疑为甲状腺癌，如伴有吞咽时结节固定不动、疼痛、咳嗽、声音改变、结节生长、出现颈部可疑淋巴结，或有儿童时期放射性接触史或甲状腺癌

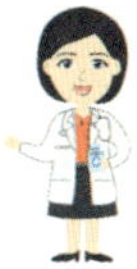

家族史，可适当缩小决定穿刺结节的界值大小。

需要注意的是，直径＜5mm的甲状腺结节活检难度高，活检结果没有诊断意义或结果阴性的风险较高。换句话说，您挨了一针，最后可能还是没弄清楚这结节到底是良性还是恶性（图2）。

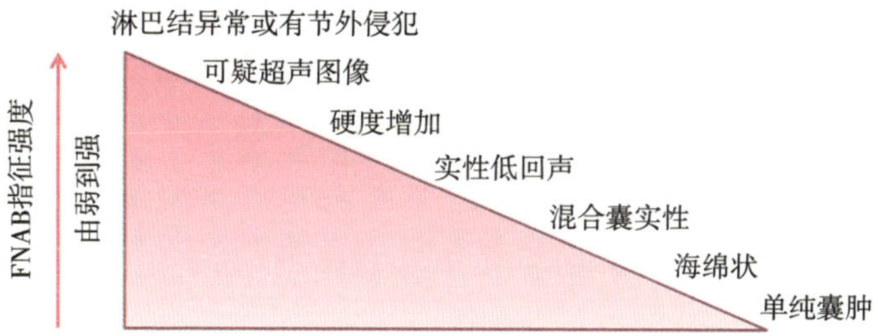

图2　FNAB指征

七、得了甲状腺结节应该吃点什么药？还是直接去做手术？

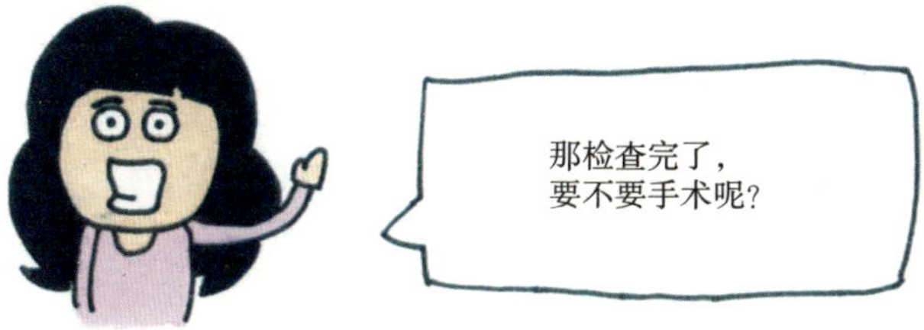

多数良性甲状腺结节仅需定期复查甲状腺超声随访，无需特殊治疗。

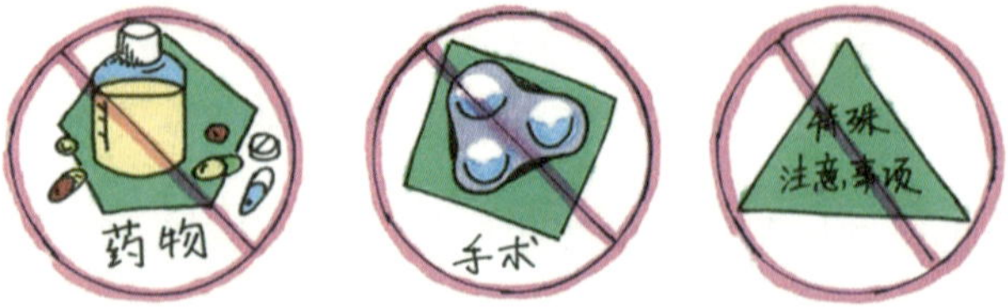

如有下述情况，可考虑手术治疗：

1．出现与结节明显相关的局部压迫症状。

2．合并甲状腺功能亢进，内科治疗无效。

3．肿物位于胸骨后或纵隔内。

4．结节进行性生长，临床考虑有恶变倾向或合并甲状腺癌高危因素。

对于复发、引起压迫症状或影响美观的囊性结节，可以考虑手术或经皮乙醇注射治疗。对于超声高度怀疑为恶性的结节，应在12个月之内重复超声和超声引导下的FNAB；对于超声低到中度怀疑为恶性的结节应在12～24个月内重复超声，如果超声证实其生长（至少2个切面增长20%，并且最少增长2mm或体积增加50%），或新出现可疑的超声征象，可疑重复FNAB或继续重复超声。对于细胞学结果为恶性结节，建议外科就诊，评估手术指征。

八、得了甲状腺结节饮食上有什么需要注意的吗？是不是要换成无碘盐或就此告别海鲜大餐了？

碘缺乏导致甲状腺结节患病率增加。良性的实性（或

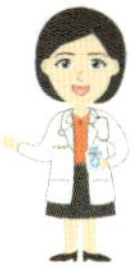

大部分实性）结节患者应该保证适当的碘摄入量。如果甲状腺结节有自主功能，发生了毒性多结节性甲状腺肿，则需要限制碘的摄入或需手术治疗。目前尚没有证据证明碘摄入量增加与甲状腺癌的发病率增加有关，但碘摄入量增加可以改变甲状腺癌的病理类型，使恶性程度低的分化型乳头状甲状腺癌的比例增加，而碘缺乏使恶性程度高的未分化型甲状腺癌和滤泡性甲状腺癌比例增加。因此，碘摄入正常地区的患者保持适碘饮食即可。

（刘　赫）

参 考 文 献

[1] Gharib H，Papini E，Garber JR，et al. American Association of Clinical Endocrinologists，American College of Endocrinology，and Associazione Medici Endocrinologi Medical Guidelines for Clinical Practice for the Diagnosis and Management of Thyroid Nodules-2016 UPDATE [J]. Endocr Pract，2016，22（5）：622-639.

[2] Haugen BR，Alexander EK，Bible KC，et al. 2015 American Thyroid Association Management Guidelines for Adult Patients with Thyroid Nodules and Differentiated Thyroid Cancer：The American Thyroid Association Guidelines Task Force on Thyroid Nodules and Differentiated Thyroid Cancer [J]. Thyroid, 2016, 26（1）：1-133.

[3] 中华医学会地方病学分会/中国营养学会/中华医学会内分泌学分会. 中国居民补碘指南 [R]. 2018：5.

06 甲状腺功能与疾病知多少

甲状腺是人体最大的经典内分泌腺，在维持机体正常功能活动中发挥着重要作用。它分泌的甲状腺激素几乎作用于我们身体的所有组织，调节新陈代谢和生长发育。此外，甲状腺分泌的降钙素还与钙磷代谢相关。由此可见，甲状腺在我们身体中的作用举足轻重。下面，我们就来一起了解甲状腺及其相关疾病。

要了解甲状腺，首先要知道它位于何处。甲状腺位于颈部，气管前方，我们平常所说的“喉结”下方2～3cm处。形象地说，正常成人的甲状腺呈蝴蝶状，左右两个侧叶好似蝴蝶的一双翅膀，中间的峡部则像它的躯干。

甲状腺主要分泌甲状腺激素，那么，甲状腺激素是怎样合成及发挥作用的呢？试想一下，甲状腺是一个大工厂，

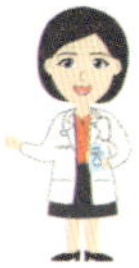

它高效地从血液中“招募”合成甲状腺激素必不可少的原料——碘。碘进入甲状腺后，迅速活化并与甲状腺内的酪氨酸残基结合，经过一系列复杂的生化过程，最终合成两种形式的甲状腺激素——T_3、T_4。简而言之，T_3中含有3“个”碘，T_4则含4“个”碘。T_3、T_4合成后被分泌入血，绝大多数都与血浆中的蛋白质结合，成为结合型甲状腺激素；少数未被结合的为游离型甲状腺激素，而只有游离型甲状腺激素对组织才有生物作用。因此，我们身体内主要发挥作用的为游离型甲状腺激素，而结合型甲状腺激素则可视为它的储备库。甲状腺激素在血液中的浓度其实非常低，血液中甲状腺激素的浓度多一点或少一点，导致甲状腺功能异常时，都可能引起人体生理功能的改变，进入疾病状态。

那么，甲状腺激素究竟发挥哪些作用呢？概括来说，甲状腺激素对机体的作用最主要有以下三方面。①促进生长发育：甲状腺激素在胎儿、新生儿脑发育以及幼儿牙齿骨骼生长中发挥关键作用。②调节新陈代谢：新陈代谢或许有些笼统。其实，甲状腺激素促进机体产热、维持体温，调节糖类、蛋白质和脂肪的代谢，这是它调节新陈代谢的具体表现。③影响器官系统功能：甲状腺激素的作用十分广泛，对全身各器官系统几乎都有影响。举例来说，对心血管系统，甲状腺激素可使心跳加快；对消化系统，它刺激肠道蠕动、增强食欲。由此可见，甲状腺正常“运转”，合成并分泌正常生理水平的甲状腺激素至关重要。

实际上，为了使甲状腺正常地行使功能，我们的身体中也存在着多种调节机制。接下来，我们主要讲讲其中最为重要的机制——下丘脑-腺垂体-甲状腺轴系统（图1）。简单来说，在整个系统中，下丘脑扮演“首领”的角色，它通过分泌促甲状腺激素释放激素（TRH）对腺垂体发布命令；腺垂体接收到TRH后，分泌促甲状腺激素（TSH），也就是发出命令到达下一级；甲状腺则为腺垂体的“下级”，当接收到TSH后，甲状腺即生产甲状腺激素。当体内的甲状腺激素水平过高时，会反馈给“上级”腺垂体和下丘脑，“上级”相应减少TRH、TSH的释放，从而减少甲状腺激素的生成。而当甲状腺激素不足时，“上级”也会收到反馈，并相对增加TRH、TSH的释放，以增加甲状腺激素的合成。这种自动控制的环路系统，在医学上被称为负反馈效应。除上述的负反馈效应外，甲状腺功能还受甲状腺自身、神经及免疫系统的调节。综上，机体对甲状腺功能的调节是多水平、多层次的。而当上述调节机制“失灵”，甲状腺功能出现异常，也即甲状腺激素的水平高于或低于正常生理水平时，可造成甲状腺疾病，危害人体健康。接下来，我们一起来了解一些常见的甲状腺疾病。

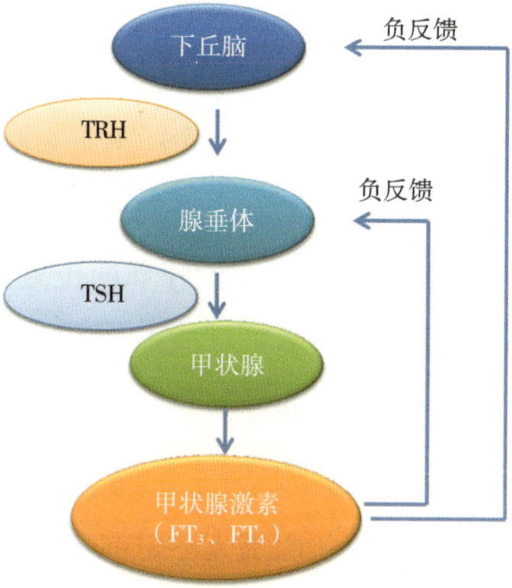

图1　下丘脑－腺垂体－甲状腺轴系统

提起甲状腺疾病，多数人都会想到“甲亢”“甲减”，这也是较为常见的两种甲状腺疾病。还有相当一部分患者以“甲状腺结节”就诊。下面我们来分别介绍。

“甲亢”，即甲状腺功能亢进症，是指甲状腺生产了过多的甲状腺激素并释放入血，使甲状腺激素的生理功能得到不同程度的放大，产生一系列症状。典型症状包括：易激惹、烦躁、失眠、心悸、乏力、怕热、多汗、消瘦、食欲亢进、排便次数增多等。也许有些病友会问，我为什么会得甲亢呢？其实，甲亢最常见的原因是由TSH受体抗体（TR-Ab）刺激甲状腺导致其过度工作而产生的，我们又称之为毒性弥漫性甲状腺肿；该病除了以上各种常见症状以外，还常常伴发浸润性突眼，部分患者可以出现胫前（小腿正前方的部分皮肤）黏液性水肿。其他甲状腺疾病和垂体疾病也可能引起甲亢。

那么，甲亢应如何治疗呢？实际上根据病因不同，治疗方法是不一样的。对于毒性弥漫性甲状腺肿，治疗方法包括抗甲状腺药物治疗、手术治疗和同位素治疗（图2）。简单来说，抗甲状腺药物的治疗原理在于抑制甲状腺合成甲状腺激素，使体内的甲状腺激素恢复到正常水平。其他方法包括手术治疗或同位素治疗，手术治疗切除部分甲状腺，同位素治疗使得甲状腺摄入一定剂量具有破坏性的放射性碘，都可以达到治疗甲亢的作用。到底该选择哪种治疗方法呢？建议根据具体情况，参考医生的意见，选择适合自己的治疗方法。

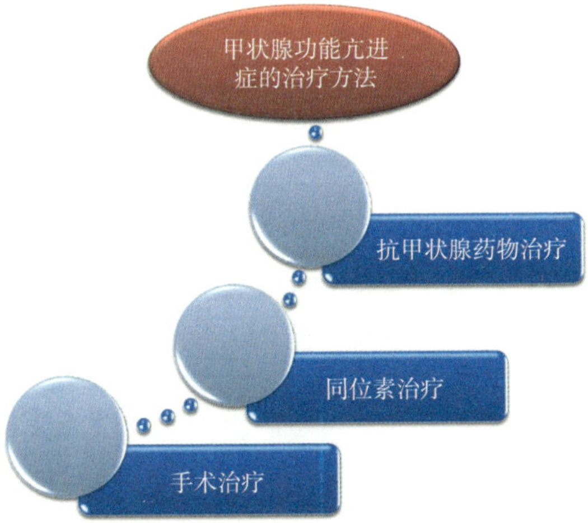

图2　甲状腺功能亢进症的治疗方法

谈完甲亢，我们再来谈谈“甲减”。与甲亢相反，甲减即甲状腺功能减退症，是由甲状腺激素缺乏或作用减弱导致全身代谢减低的临床综合征。甲减通常症状较为隐匿，发生于不同年龄阶段的表现存在差异。胚胎期起病的先天性甲减，若未及时治疗会造成以严重智力下降、身材矮小等多发先天性缺陷为特征的呆小症。而病程较长的成年甲减患者则可出现畏寒、乏力、手足肿胀感、体重增加、便秘、女性月经紊乱、表情呆滞、反应迟钝、面色苍白、颜面水肿等。甲减的病因较为复杂，其中自身免疫、甲状腺手术和放射性碘治疗较常见。

根据甲减的概念，身体“自产”的甲状腺激素“供不应求”，我们可以通过补充来治疗，即口服甲状腺激素制剂。需要注意的是，除了少数情况引起的一过性甲减，其他原因产生的甲减应长期药物替代治疗。治疗过程中，应在医生指导下，根据临床表现的变化、甲状腺功能化验结果调整用药剂量。

最后，我们介绍另一种常见的甲状腺病症——甲状腺结节（图3）。甲状腺结节是甲状腺细胞在局部异常生长造成的病灶。多数甲状腺结节为良性病变，一般无症状、无明显危害；少数为恶性，即甲状腺癌。事实上，临床上发现甲状腺结节并不困难，重要的是弄清结节的功能与良恶性。功能问题一般通过甲状腺功能测定就可以明确；而对于良恶性问题，临床医生会根据病情，检测肿瘤标志物，完成甲状腺超声，必要时行B超引导下甲状腺结节细针穿刺活检等方式进行评估。评估的结果也决定后续治疗，如为无功能的良性结节，体积不是很大，多数无需治疗，每隔3～12个月进行随访；如为恶性肿瘤，则首选外科手术治疗。

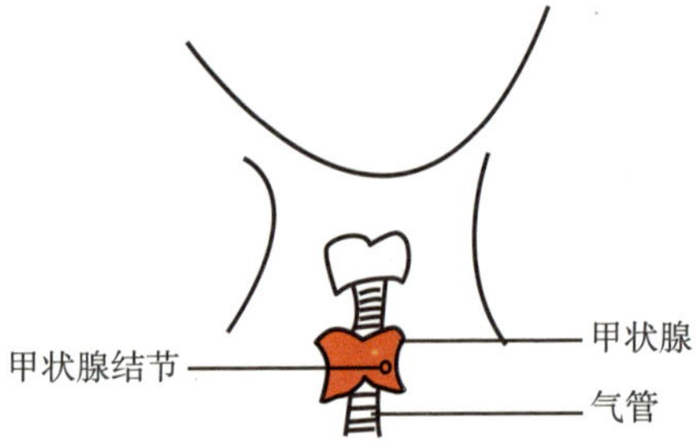

图3　甲状腺结节

由此可见，甲状腺疾病是内分泌系统最常见的疾病之一。我们要了解甲状腺功能，知晓甲状腺疾病的临床表现，及时就诊，规范治疗，让甲状腺发挥正常的生理功能，为我们的健康保驾护航。

（李圆梦　李乃适）

参 考 文 献

［1］史轶蘩．协和内分泌和代谢学［M］．北京：科学出版社．1999：1006-1018.

［2］Kahaly GJ，Bartalena L，Hegedüs L，et al．2018 European Thyroid Association Guideline for the Management of Graves' Hyperthyroidism．Eur Thyroid J，2018，7（4）：167-186.

［3］中华医学会内分泌学分会．成人甲状腺功能减退症诊治指南［J］．中华内分泌代谢杂志，2017，33（2）：167-180.

[4] Gharib H, Papini E, Garber JR, et al. American Association of Clinical Endocrinologists, American College of Endocrinology, and Associazione Medici Endocrinologi Medical Guidelines for Clinical Practice for the Diagnosis and Management of Thyroid Nodules-2016 Update [J]. Endocr Pract, 2016, 22 (5): 622-639.
[5] Haugen BR, Alexander EK, Bible KC, et al. 2015 American Thyroid Association Management Guidelines for Adult Patients with Thyroid Nodules and Differentiated Thyroid Cancer [J]. Thyroid, 2016, 26 (1): 1-133.

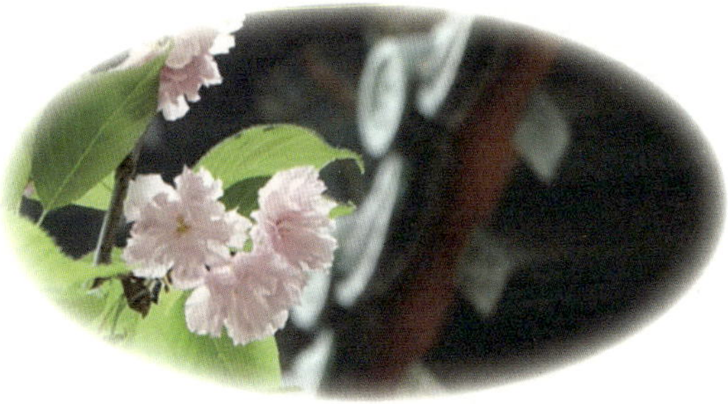

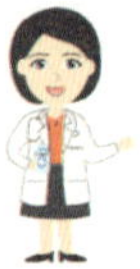

07 甲状腺与碘的“碘碘滴滴”往事

一、缘起

生命在地球上已存在38亿年之久，自其诞生之日起就不停息地进化。从太古宙早期的单细胞生物，直到400万年前逐步演化为今天的人类，虽然生命的形态不断发生变化，但是生命的本质却没有改变，其核心就是生存和繁衍。2500年前的孔夫子就曾在《礼记·礼运》中告诉过我们，“饮食男女，人之大欲存焉”，其中饮食就是生存，男女就是繁衍。而作为一个复杂多细胞生物的人类，如果能顽强生存并繁衍不息，细胞和细胞之间，组织与组织之间，器官和器官之间则一定需要相互联系，交通讯息，方能协调一致，能达到这种信息交通则主要依靠内分泌系统。内分

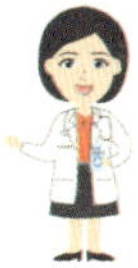

泌系统包括一系列内分泌腺体，比如下丘脑垂体、甲状腺、肾上腺、性腺、甲状旁腺等，以及由其合成和分泌的各种内分泌激素。这些内分泌激素就是主管生存和繁衍的信使，它们就像阳光、空气和水一样，平时我们感觉不到它们的存在，但失去它们的时候，则追悔莫及。

二、甲状腺

在众多的内分泌腺体里，有一个很重要的腺体，叫做甲状腺，它就像一只蝴蝶一样趴在我们的颈部，又如盾甲，故而得名。甲状腺可产生甲状腺激素，甲状腺激素能促进婴儿和儿童生长发育，特别是神经系统的发育；它还能加快呼吸、心率，并增加产热，帮助人体应对寒冷和紧张的刺激。总之，甲状腺激素是一种“阳性”的激素。就像炒菜需要原料一样，甲状腺激素的合成也需要原料，这个原料就是碘。

三、碘的分布

碘是一种基本化学元素，“氟氯溴碘砹”。碘在我国土壤中的分布也不尽相同，海边的碘分布较多，这是因为在自然界中，碘主要储存于海水中，有“海洋元素”之称，所以补碘需要吃海鲜。一般所说的海鲜，包括藻类、鱼类、虾类和贝类，这些海鲜的含碘量其实有天壤之别。海藻类最多，比如100g干海带里含碘36 240μg；虾贝类其次，比如100g虾皮中含碘373μg；鱼类最少，比如100g带鱼中仅含碘40.8μg。所以，补碘主要应进食海藻及虾贝类。

四、前世今生

如果一个地区碘含量不足，又没有机会外源补充碘，那么该地区碘缺乏病发生率必然增加。因为甲状腺激素能促进婴儿和儿童生长发育，特别是神经系统的发育，所以，如果缺乏甲状腺激素，则可出现婴儿和儿童神经系统发育障碍——呆，生长发育障碍——小，即“呆小症”，严重影响健康。中国古代就有很多这样呆的例子，最著名的包括晋惠帝司马衷。司马衷是晋武帝司马炎次子，西晋第二位皇帝，他为人痴呆不任事，有一年闹灾荒，老百姓没饭吃，到处都有饿死的人。有人把情况报告给司马衷，但司马衷却对报告人说：“没有饭吃，他们为什么不吃肉粥呢？”所以，明朝王夫之说“惠帝之愚，古今无匹，国因以亡。”呆小症是因为碘缺乏造成甲状腺功能减退而引起，所以补充碘自然成为解决问题的办法。

我们的老前辈——朱宪彝教授为这一问题的解决作出了很大贡献。朱宪彝，1930年毕业于北平协和医学院，是中

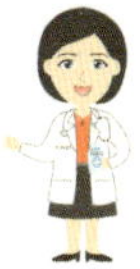

国临床内分泌学界的创始人和奠基人之一。他在20世纪50年代至80年代致力于碘缺乏病的研究，对碘缺乏病及甲状腺疾病的研究先后获国家科技进步二等奖和三等奖。他首先指出：“环境缺碘所涉及的人口比地方性甲状腺肿患者要多得多。在地方性甲状腺肿流行地区，除甲状腺肿患者外，没有甲状腺肿的居民也同样存在碘缺乏，这是我们强调要长期推行食盐加碘的重要理论根据。”根据朱宪彝教授的研究和建议，1979年国务院以国发〔1979〕296号文件下发了“食盐加碘防治地方性甲状腺肿暂行办法”，开启了我国食盐加碘的历史。1994年发布了“食盐加碘消除碘缺乏危害管理条例”，开始强制全民食盐加碘。目前，我国的加碘盐所含的碘是25μg/g，加碘盐大约贡献了我们每天摄入膳食碘总量的60%，是主要的碘来源。因此，加碘盐使我国有效消除了碘缺乏病。朱宪彝教授对国家的下一代茁壮成长作出了巨大贡献。

五、过犹不及

当然，凡事也不能过分，“过犹不及”。如果甲状腺摄取碘能力本来就强，比如甲亢患者，过量碘摄入则可能造成甲亢复发等问题。那么，甲亢到底是什么样的呢？精神过度兴奋，脾气暴躁，多食易饥都是典型甲亢的表现。《易经》上说：“亢龙有悔，盈不可久”，就是说龙飞到了过高的地方，必将会后悔；事物发展到了尽头，必将走向自己的反面。所以，这种过于兴奋的状态不能持久，甲亢患者，早期兴奋，时间长了以后就不能持久了。此外，其他甲状腺疾病和碘过量有关系吗？确实有研究证明，过量碘摄入可能会诱发或加重桥本甲状腺炎（慢性甲状腺炎）的患者甲状腺功能减退。但是目前并无明确的医学研究证据表明，碘过量会引起甲状腺肿瘤。需要提醒大家的是，这里的“碘过量”也是指超过安全范围的碘水平，而世界卫生组织认为，每天碘摄入量在1000μg以下一般是安全的。所以，对于国内大多数地区和大多数人而言，食盐加碘还是很有必要的。如果有条件，比如你非常清楚地了解所在地区水碘的含量、饮食中的碘含量等因素，那么你可以通过调节饮食、食用无碘盐等，将碘的营养状况控制在推荐的最佳范围，但是，我相信这种人是很少的。

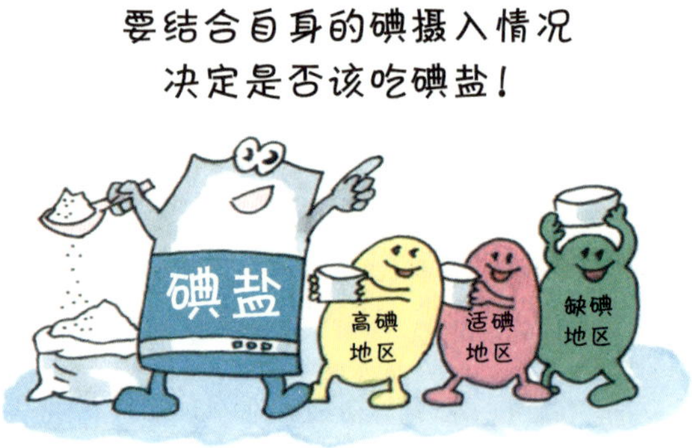

六、平衡和谐

总之，和大家谈了内分泌、碘、甲状腺的“碘碘滴滴”。《道德经》：“天之道，损有余而补不足”，内分泌系统其实是一个平衡的和谐社会，其中甲状腺激素是一种非常重要的内分泌激素，甲状腺激素的缺乏可能造成严重的后果。而碘是甲状腺激素合成的原料，我们国家大多数地区是碘缺乏区，目前食盐加碘的量并不太大，所以，对于绝大多数的普通人而言，放心食用加碘盐吧，不要再谈“碘”色变了。

（陈　适）

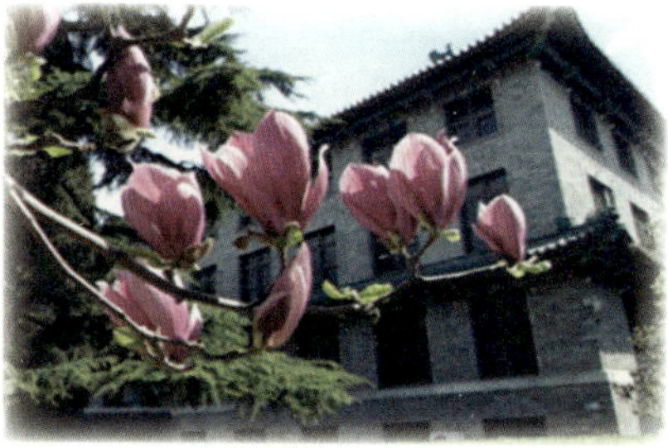

08 新冠肺炎疫情当前，甲减患者应注意什么

所谓“甲减”，全称叫做“甲状腺功能减退症”，顾名思义，就是指人体十分重要的内分泌器官——甲状腺的功能低下。而甲状腺的功能主要就是分泌甲状腺激素，因而，甲减其实指的就是甲状腺激素分泌不足。

近年来，很多甲减患者都是在体检的时候发现的。正是由于很多体检套餐中包含了甲状腺功能的检查，才让更多的患者得到了及早诊断，同时也让大家感觉得甲减的人越来越多。

一、甲减有什么症状?

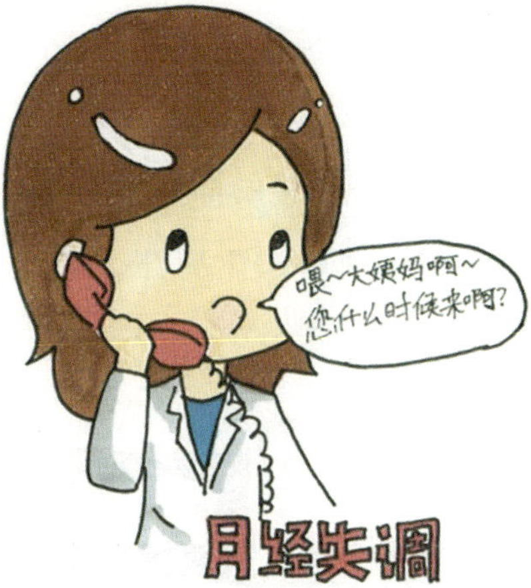

典型的甲减症状近年已不多见，多亏了新生儿筛查和定期体检。以前我们在教科书上听说的“呆小症”实际上就是儿童先天性甲减的表现：身高矮小、智力低下，如不及时治疗，会遗留永久的损伤。但如今新生儿强制筛查的项目之一就是足跟血促甲状腺激素，能够及早发现先天性甲减的患儿，及时治疗，完全能够避免出现“呆小症”。

成年人的甲减通常需要到比较严重的时候才会有典型的症状。包括乏力、怕冷、下肢水肿、嗓音低钝、嗜睡、记忆力下降、毛发脱落、女性月经紊乱、男性性欲降低等。甚至在非常严重的情况下，还会引起肝脏、心脏、肌肉等器官的损伤。但是大家仔细看看上面这些症状，其实在身边的人身上都不少见：

妈妈说：今天我去买菜又忘了买酱油了，现在记忆力真是下降了。

女朋友说：年底的事情太多了，成天加班，我的“大姨妈”都没按时来。

哥哥说：我怎么年纪轻轻的都要秃顶了呢？

姑姑说：我最近一阵阵身上冒汗，走得久了两条腿还肿，看来真是到了更年期了。

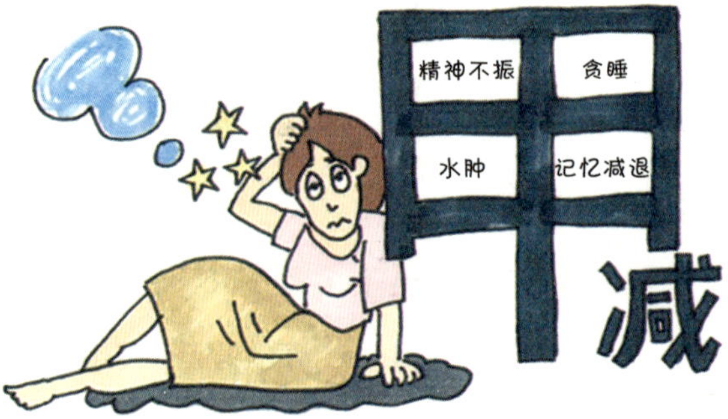

二、我没有症状，为什么就说我得了甲减？

甲减的症状并不具有特异性，在生活方式不佳、情绪波动或其他疾病的情况下，都可以有类似的症状。而且，在甲减早期，通常都没有明显的症状，所以体检做甲减的筛查才显得重要。综上，很难通过自己的症状判断有没有甲减，是不是甲减，甲状腺功能检查很重要。

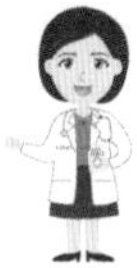

到底是不是甲减，最主要的就是要看甲状腺功能。甲状腺功能，简称“甲功”，是抽血的检查，直接检测血液里甲状腺激素（T_3和T_4）和促甲状腺激素（TSH）的水平。常见的甲减表现为T_4降低，TSH升高，叫做“临床甲减”。比较轻的甲减可以仅有TSH升高，T_4处于正常值范围内的低值，也叫做“亚临床甲减”。T_3的水平受身体多种因素的影响，有时与T_4的改变并不一致。

三、诊断甲减看甲状腺激素不就行了吗？还要查这么多项？

医生在诊断甲减的时候，需要考虑很多的问题。比如目前的检测结果是否准确？这种异常结果是一过性的还是永久的？仅靠甲状腺功能否确诊甲减，要不要过几个月复查之后再判断？甲减背后的原因是什么？甲减会不会只是全身疾病的表现之一？甲减对其他器官、其他合并症（如高血压、高脂血症等）是否有影响？治疗甲减的药物会不会影响到其他疾病？等等。这一系列问题都是医生需要综合考虑的，所以临床医生会根据患者的特殊情况，进行一些必要的其他检查，以便制订周全的治疗和复查计划。

四、医生说我已经确诊了甲减，但是我没有症状，是否需要治疗？不吃药会怎么样？

甲减的诊断不取决于症状，同样的，甲减的治疗也不取决于有没有症状，也是根据化验结果来决定的。一方面，甲减对身体健康的不利影响是十分确定的，即使是亚临床甲减，如果长期不治疗，也会增加高血压、高血脂等疾病的风险，在孕妇更会影响胎儿的智力发育，通过治疗完全可以去除这些影响。另一方面，治疗甲减的药物（主要是左甲状腺素）安全性良好，绝大多数的副作用都是由于药物剂量不合适引起的，在及时调整后能够恢复得很好。所以应当在医生的指导下接受正规的治疗。

五、甲减要治疗多久？到什么情况下可以减量或者停药？

除了一些特殊原因引起的甲减，大多数甲减是不能根治的，因此需要坚持长期治疗，甚至终生治疗。治疗之后甲状腺功能恢复正常，并不是说明应该停药或者减量，而是应当维持现有的药量继续规律的服用。现在还没有能够根治甲减的办法，因此为了避免甲减对身体的损害，提倡在医生的指导下调整用药。

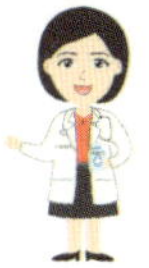

六、疫情当前，甲减患者应当注意什么？

目前疫情尚未完全度过，每个人都应当尽量避免外出。对于甲减患者，首先应当遵医嘱规律服药，避免漏服药、错服药。其次，肥胖会增加左甲状腺素的需要量，甲减患者还需要注意保持体重稳定。有些患者怕疫情期间，不能按时复查调药会耽误病情？其实不用过度担心，甲减是一种慢性病，甲功指标受多种因素的影响，包括饮食、体重、季节、感染等。虽然及时就诊调药对于保证甲功持续达标十分重要，但疫情当前，甲减作为一种需要长期治疗的慢性疾病，如果之前服药剂量稳定且维持甲功正常，患者的体重、饮食习惯、胃肠道功能、伴随疾病等都没有明显改变，那么继续按时足量服药，通常甲功不会有很大的波动。因此如果近期无妊娠、重大手术等需求，可以待疫情好转后再到医院检查甲状腺功能，调整剂量。

甲减这个病，说大不大，说小不小。治疗起来不麻烦，不治疗就要惹麻烦。大家如果发现了甲状腺的问题，还是应当到正规医院就诊，寻求规范的诊断和治疗。

（王　曦）

09 甲亢的治疗
——如何解决产能过剩

甲状腺功能亢进症，简称“甲亢”，是内分泌系统最常见的疾病之一，罹患者的身心健康和生活质量均大受影响，套用一句古话格式：天下苦于甲亢者众矣……

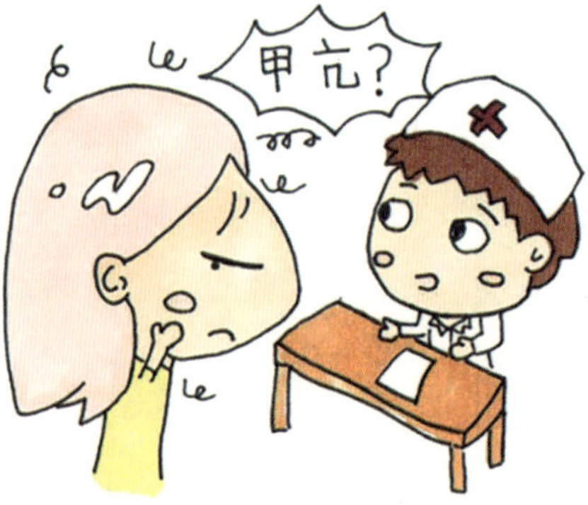

一、甲亢到底是怎么回事呢？

其实，简单说来，甲亢就是甲状腺生产了过多的甲状腺激素。而过多的甲状腺激素被分泌入血以后，就使甲状腺激素的生理功能得到不同程度的放大，产生一系列难以忍受的临床症状，包括心悸、多汗、怕热、性情急躁、食欲亢进等。

概括地说，就是几乎一切生理反应都在加速，心跳在加快、呼吸在加快、胃肠运动在加快……虽然你躺着，但是你的身体就跟跑马拉松差不多。因此，甲亢不能不重视，一旦长时间贻误诊治，全身器官都会累得油尽灯枯……当然，首当其冲的是心脏问题，不堪重负之下，出现怠工（心房颤动）以至罢工（心力衰竭）的情况屡见不鲜。

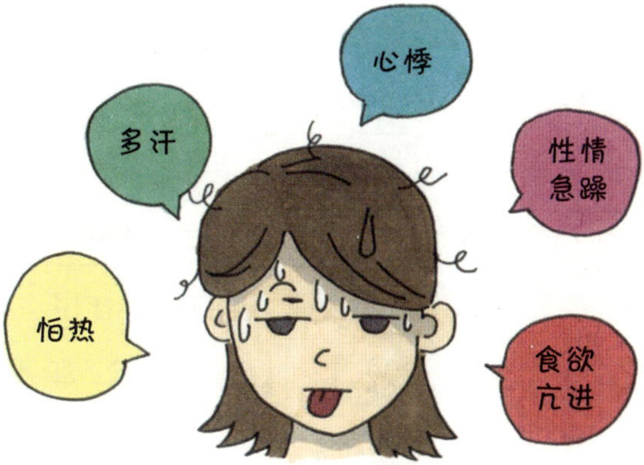

二、甲亢到底怎么治疗呢？

首先，要迅速找出病因。甲亢最常见的原因是由TSH受体抗体（TR-Ab）刺激甲状腺导致其过度工作而产生，我们称之为毒性弥漫性甲状腺肿。下面主要讲讲这类最常见甲亢的治疗方法。

1. 抗甲状腺药物治疗　指用甲巯咪唑或丙硫氧嘧啶口服治疗。这两种药物的治疗原理是抑制甲状腺激素的合成。

试想一下，甲状腺其实就是一个生产甲状腺激素的大工厂，这两种药就是能够让某个生产环节速度减慢的东西，比如让齿轮速度变慢了。一旦慢到了生产速度降至正常，产量刚好够用，则一切由过多甲状腺激素产生的症状就消失了，患者也就可以正常工作了。但是，其实病因并未解决，TR-Ab仍然在发号施令。因此，从这个意义上来说，用抗甲状腺药物治疗是一种对症治疗，不适症状可以好转但不能解决根本问题，也就意味着这种方案不能根治毒性弥漫性甲状腺肿。

那么，病友朋友们可能会问，为什么有人治好了呢？实际上往往和自发缓解有一定关系，尽管有部分研究认为，抗甲状腺药物也对免疫系统发挥了少许调节作用。

因此，使用抗甲状腺药物可以缓解症状，但不能根治，那么停药后复发也就不奇怪了。如果反复发作，就意味着这种方案不能解决问题，应该考虑其他方案了。另外，如果不幸对这两种抗甲状腺药物有不良反应，如肝功能受损或白细胞破坏，则可能就要立即停止治疗了。

2. 手术治疗　手术治疗甲亢，从原理来说非常简单粗暴，也就是说甲状腺作为一个生产甲状腺激素的工厂，产能过剩且不受控制，那么我们就干脆消灭掉90%的生产线，仅仅留一小部分，无论怎样加班加点工作最大产量也不会导致甲亢。

但相应问题是到底切除多少才合适呢？切多了要产能不足成为甲减，切少了产能过剩问题仍然存在。在这一点上，个体化差异是非常大的，外科医生的观点和习惯也是“仁者见仁、智者见智”的。

还需要注意一点，即手术治疗前需要先服用抗甲状腺药物将血清甲状腺激素水平控制到正常范围，然后用碘剂治疗后再手术。在抗甲状腺药物问世以前，手术切除甲状腺治疗甲亢的致死率可达10%。由此可见，术前药物准备对于手术治疗甲亢是极为重要的。

因为术后甲状腺功能到底会恢复到何种程度是需要事实来验证的，所以术后还需要定期随访，复查甲状腺功能。

3. 同位素治疗　是对付甲亢的另一利器。如果说手术治疗可以比喻为美军轰炸伊拉克，摧毁甲状腺这个工厂的大部分产能，那么同位素治疗就如同本·拉登使用自杀式袭击来达到类似效果。

甲状腺的一项重要功能是高效摄取血液中的碘，运送入甲状腺细胞作为合成甲状腺激素的原料；而甲亢使这一过程大大加速，摄碘能力也大幅提高。自带破坏属性的^{131}I，作为放射性同位素，对于甲状腺细胞来说与普通的碘元素是不可区分的，因此经胃肠道吸收后，在流经甲状腺时会迅速由血液循环中进入甲状腺细胞中安家落户。^{131}I产生的β射线发挥射程短而作用强的特点，使甲状腺这一工厂从内部损毁，从而轻松达到与手术治疗相似的效果。

当然，同位素治疗的一大问题也与手术相似，即剂量的掌握因人而异，治疗后有部分患者将出现甲状腺功能减退或甲亢未能完全缓解。国外部分学者更倾向于直接用大剂量^{131}I将甲状腺基本摧毁造成甲减，也就是将甲状腺的产能破坏殆尽；然后治疗就是直接补充甲状腺激素，也就是人体不再生产甲状腺激素，干脆按需“进口”来满足日常需求。

因此，出现甲减无需恐慌，只是将甲状腺激素由“自产自销”转变为“进口”而已。同位素治疗前一般不宜用抗甲状腺药物治疗，因甲状腺的摄碘功能会受到影响；也不宜服用富含碘的食物或药物，因其会和放射性碘发生竞争，使^{131}I摄入量下降而影响疗效。

说到这里，大家会发现一件非常奇怪的事情，就是我们的三种治疗方案都不是主要针对罪魁祸首TR-Ab的，为什么呢？其实，对付这样一种自身抗体，并非没有方法，例如用糖皮质激素和其他免疫抑制剂。但是，这类方案都有杀敌一千自损八百的问题，相比于上述三种成熟方案来说并无优势，仅在部分特殊情况下使用。

甲亢患者朋友们，甲亢的危害是不能忽视的，三种成熟的治疗方案尽管有各自的缺陷，但根据具体情况在医生建议下择其一种，将是明智之举。

（李乃适）

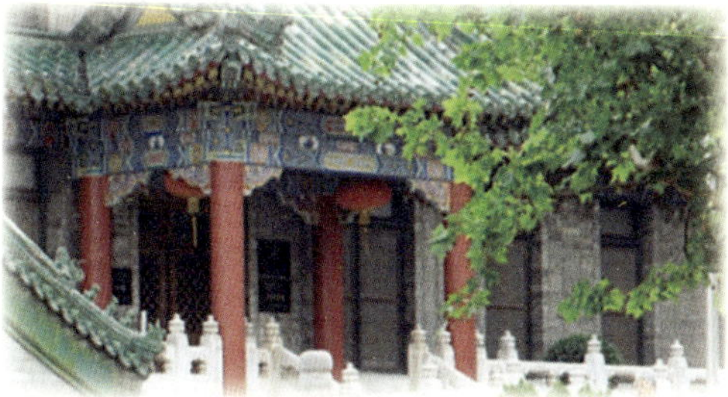

10 甲亢患者该怎么吃

碘是人体必需的微量元素，是合成甲状腺激素的重要原料。甲状腺具有超强和独特的摄碘能力，能将食物中50%的碘吸收入内，用于合成甲状腺激素。对于患有甲状腺功能亢进症（简称甲亢）的患者，其甲状腺激素产生过多，引起机体的代谢亢进、系统兴奋性增高，会有消瘦、心悸、手抖、颈粗、烦躁等多种症状，患者该怎么吃更科学呢？

一、什么时间暂时控制含碘盐？

食用的碘盐加碘量为20～50mg/kg，即20～50μg/g，按这个标准计算，每天吃4～5g碘盐，碘的量就已经达标，

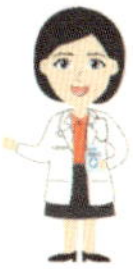

吃得咸的人就有可能超标。在甲亢早期，体内促进甲状腺激素合成的功能较强，患者体内甲状腺激素水平较高，高代谢症状较严重。建议限制碘盐的摄入，改为无碘盐或低碘盐。减少碘盐的摄入，有利于减少甲状腺激素合成过多，对于疾病症状的控制有益。

二、除了碘盐外，甲亢患者应减少哪些含碘高的食物摄入？

食物中的碘是人体碘的主要来源。其实碘存在于多种食物中，海洋生物的含碘量很高，海产品中的碘是陆地植物的几倍，甚至几十倍。含碘最高的食物为海产品，如海带、紫菜、鲜带鱼、蚶干、蛤干、干贝、淡菜、海参、海蜇、龙虾等。海带含碘量最高，其碘含量每千克就有10.0毫克，其次为海贝类及鲜海鱼。甲亢患者应尽可能减少含碘高的食物的摄入，以减少甲状腺激素合成的原料。此外，应避免使用含碘的药物和含碘的造影剂，以免加重甲亢病情。中国营养学会介绍的含碘丰富的食物及每100克食物含碘量如下表所示。

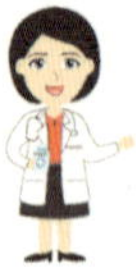

表　含碘丰富的食物及每100克食物含碘量

食物大类	食物小类	食物种类	每100克食物含碘量（微克）
鱼虾蟹贝类	鱼类	海杂鱼（咸）	295.9
		带鱼	40.8
		鳕鱼	36.9
		多宝鱼	33.4
		沙丁鱼	28.5
		豆豉鱼（罐头）	24.1
		茄汁沙丁鱼（罐头）	22
	蟹	花蟹（母）	45.4
		梭子蟹	33.2
		河蟹（公）	27.8
	虾	虾米（小对虾，干）	983
		海米（干）	394
		虾皮	373
	贝	贻贝（淡菜）	346
		赤贝	162
		鲍鱼（鲜）	102
		牡蛎	66
		蛏子	65.4
		蛤蜊	39.3
		扇贝	48.5
		花螺	37.9
	其他	海参	28.1
		甲鱼蛋	19.2
藻类		海带（干）	36 240
		海草	15 982
		紫菜	4323
		螺旋藻	3830
		海带（深海、冷鲜）	2950

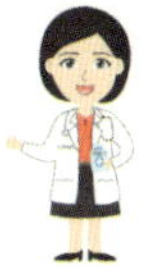

三、甲亢患者应进食营养丰富的食物吗？

甲亢病情未控制时，患者会有高代谢的症状，热量消耗大，出现多食、便次增多、消瘦，建议患者补充足够的热量和营养，以避免过度消瘦。建议高蛋白、高热量饮食，多饮水，适当补充维生素，减少辛辣、咖啡等刺激性食物的摄入。

四、甲亢控制后，甲亢患者该怎么吃？

甲亢患者经药物治疗，甲状腺功能逐渐正常后，高代谢症状减轻，体重会逐渐增加。患者体重恢复正常后，建议注意适当减少高热量饮食的摄入，以免营养过剩引起体型肥胖等问题。

由此可见，甲亢患者应根据甲状腺功能状态调整饮食方案，科学进食，以促进身体恢复健康。

（周　斑　李　梅）

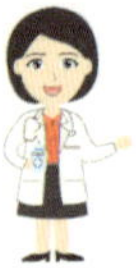

11 得了甲状腺癌，我还能要孩子吗

一提到“癌症”，大家都会“谈癌色变”。近些年由于体检中甲状腺超声的普及，通过超声检查发现甲状腺结节进而通过甲状腺穿刺或手术而确诊甲状腺癌的患者也越来越多。相信不少患者都遇到过以下问题，这里将给大家进行一一解答。

一、体检超声报告上说我的甲状腺上长了好几个结节，太吓人了，我是不是得了甲状腺癌？

首先，甲状腺结节不等于甲状腺癌。甲状腺结节是个总称，凡是甲状腺上不按规则生长的一小撮细胞组成的小团体，都被叫做甲状腺结节。但是这些小团体的性质是不一样的，有增生性的，炎症性的，也有肿瘤性的，等等。属于恶性肿瘤的那部分结节，才是甲状腺癌。事实上，仅有5%～15%的甲状腺结节是恶性的。也就是说，绝大多数的甲状腺结节，都不是甲状腺癌。完全没有必要草木皆兵，风声鹤唳的。

二、我们单位这两年查出来好几个甲状腺癌的患者呢，怎么现在甲状腺癌这么多啊？

近些年，随着生活方式的改变，辐射、紧张等不良因素的增多，确实增加了甲状腺癌的发生率。但是甲状腺癌患者的增加，还有很大一部分是由于检出率的提高。绝大多数的甲状腺癌，如果不进行超声检查，是难以发现的。因此，随着健康意识的提高，定期体检的普及，甲状腺癌的患病率呈现一个明显的增高趋势。到处都能看到、听到、接触到甲状腺癌的患者。达到了“凡有井水处，都能歌柳词”的状况。对于患者而言，通过体检尽早发现，反而是福音。

三、我什么感觉也没有，怎么就得了甲状腺癌呢？

超过50%的甲状腺癌，肿瘤直径都是＜1cm的，只是甲状腺上一个小小的包块，既不会压迫周围组织，也很少影响甲状腺功能，不易引起不适的感觉。只有当肿瘤表浅或体积明显增大时，患者有时可无意中发现颈部无痛性肿块。在病变晚期，肿瘤侵犯周围组织，可出现不同程度的声音嘶哑、发音困难、吞咽困难和呼吸困难等症状。但这种比例极低，而且超声上可以很明确地看到肿物。所以绝大多数甲状腺癌都是没有任何不适感觉的。有些患者发现一个小小的，没有任何转移的甲状腺癌，就把颈部痛/肩痛/足跟痛/嗓子哑/鼻子堵/吃不下/睡不好/胖了/瘦了——全归结于此，根本就是：疑人偷斧啊！

四、完了完了，我这么年轻就得了甲状腺癌，还有救吗?

甲状腺癌与其他的恶性肿瘤完全不同，超过90%都属于分化型甲状腺癌，最常见的为乳头状癌，进展缓慢，近似良性病程，10年生存率很高。其中仅有极少数的特殊类型才会发生甲状腺外侵犯、血管侵袭和远处转移、容易复发，预后相对较差。所以，只要不是特殊的病理类型，即使发生了淋巴结转移，对生存率影响都不大。工作、生活、学习，全都不耽误，千万别杯弓蛇影，自己吓唬自己。

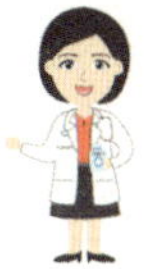

五、得甲状腺癌是不是一定要立即、马上、即刻手术啊?

作为一个实体肿瘤，甲状腺癌治疗的首选方式就是手术。但是，何时手术、如何手术，仁者见仁智者见智。甲状腺癌，尤其是很小，没有转移的，对患者的生存率影响有限，有些患者甚至终生无症状。因此，对于单侧肿瘤、直径＜0.5cm、无转移、无症状、无家族史、患者心理压力不大的乳头状癌可不给予任何治疗，密切观察即可。在观察的过程中，如果出现肿瘤直径增大＞3mm，发现临床淋巴结转移，患者不愿意继续观察要求手术等情况，可以进行手术治疗。

但是，毕竟有极少数甲状腺癌患者比较特殊，早期就可以出现侵犯或转移。而且多数患者经过外科治疗即可根治。所以对于以下情况，积极手术治疗也是一个选择：①癌灶直径≥6mm；②多灶癌，尤其双侧癌；③患者心理负担大，要求手术；④TSH水平持续高于正常者。但要注意手术的彻底性及规范性，减少不必要的损伤。不要因为打老鼠伤了玉瓶。

六、我的甲状腺癌已经做了手术，之后还要进行什么后续治疗吗?

首先，绝大多数甲状腺癌通过手术可以获得完全治愈。

其次，若存在手术无法切除的浸润及转移，放疗和化疗都不敏感，需要进行的是^{131}I治疗。此外，所有甲状腺癌的患者手术后，都要进行TSH抑制治疗。

^{131}I治疗利用的是甲状腺癌细胞具有的摄碘功能。但对于癌灶均＜1cm且无甲状腺外浸润、无淋巴结和远处转移的甲状腺癌患者无需进行。另外，妊娠期、哺乳期、计划短期（6个月）内妊娠者和无法依从辐射防护指导者，是禁止进行^{131}I治疗的。

甲状腺术后由于甲状腺体积减小，功能减退，需要补充甲状腺激素。但TSH抑制治疗与单纯的甲状腺激素补充治疗不一样，前者需要服用稍微超过机体需要量的甲状腺激素，使体内达到一种极轻微的甲亢状态，从而抑制体内可能残存的肿瘤细胞的生长，避免甲状腺癌的转移和复发，延长寿命。这种抑制治疗一般要持续5～10年。当然，在抑制肿瘤细胞的同时，这种轻微的甲亢状态，对于有基础心脏病、高龄患者、绝经期女性来说，可能会造成一定的副作用，主要是针对心脏以及骨骼的不良影响。要权衡利弊，由医生根据具体情况判断需要抑制的程度。

七、我甲状腺癌做了手术，常年吃优甲乐，还能不能当妈妈呢？

甲状腺癌的患者，女性多于男性，多发于20～40岁，正好是育龄期，很多女性面临生育的问题。首先，甲状腺癌经过手术治疗，体内没有明确的残余肿瘤或转移灶存在，妊娠期间不会增加肿瘤复发的风险。但是，如果体内存在甲状腺癌细胞，妊娠对甲状腺癌可能是刺激因素。因此，甲状腺癌术后的女性，孕前最好先进行肿瘤状况的排查。其次，妊娠期间仍然需要进行TSH抑制治疗，而这种轻微的甲亢状态在整个妊娠期间是安全的。但是孕后人体对于甲状腺激素的需要量通常是增加的，因此孕期需要密切监测甲状腺功能，根据甲状腺功能的变化调整甲状腺激素的用量。甲状腺癌并不能剥夺女性患者做妈妈的权利。

尽管大多数甲状腺癌患者预后良好、死亡率较低，但是约30%的患者会出现复发或转移，术后需要进行长期随访，以便动态观察病情变化，早期发现肿瘤的转移复发，及时调整治疗方案。

总体来说，对于甲状腺癌，既不要过度紧张，也不应放任不管。要做到战略上藐视，战术上重视。

（柴晓峰）

参 考 文 献

[1] 中华医学会内分泌学分会，中华医学会外科学分会内分泌学组，中国抗癌协会头颈肿瘤专业委员会，中华医学会核医学分会. 甲状腺结节和分化型甲状腺癌诊治指南[J]. 中华内分泌代谢杂志，2012，28(10)：779-797.

[2] 中国抗癌协会甲状腺癌专业委员会. 甲状腺微小乳头状癌诊断与

治疗中国专家共识（2016版）[J]. 中国肿瘤临床,2016,43(10):405-411.

[3] 中华医学会内分泌学分会，中华医学会围产医学分会. 妊娠和产后甲状腺疾病诊治指南（第2版）[J]. 中华内分泌代谢杂志，2019，35（8）:636-665.

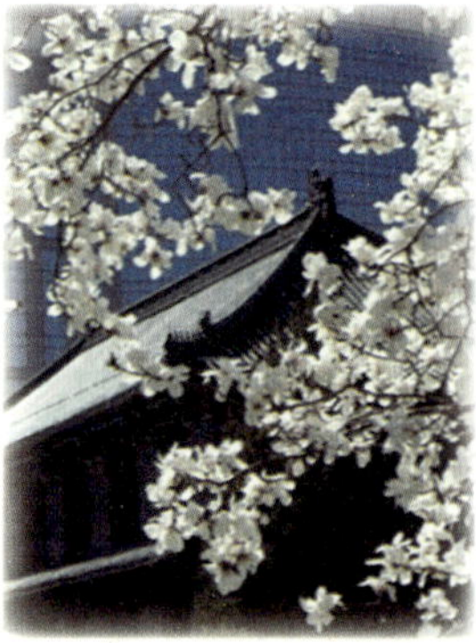

肾上腺篇

12 您了解肾上腺功能与疾病吗

一、肾上腺的位置在哪里？

肾上腺是人体重要的内分泌器官之一。肾上腺成对存在，位于两侧肾脏的内上方（图1），分居脊柱两侧，故而称为肾上腺。成人的正常肾上腺重4～6g。

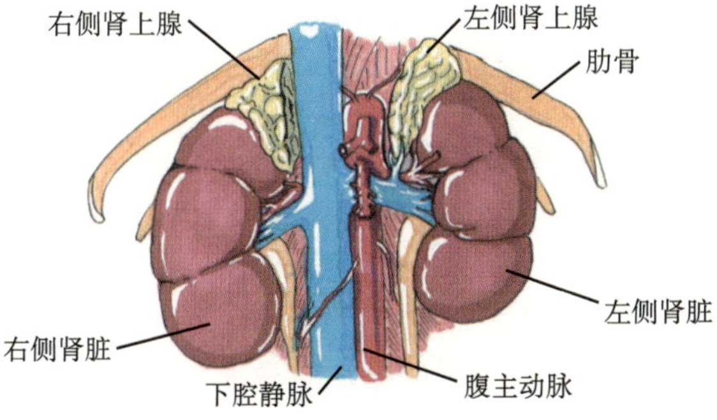

图1 肾上腺解剖位置示意

二、肾上腺分泌什么激素？有哪些功能？

腺体分肾上腺皮质和肾上腺髓质两部分，周围部分是皮质，内部是髓质（图2）。

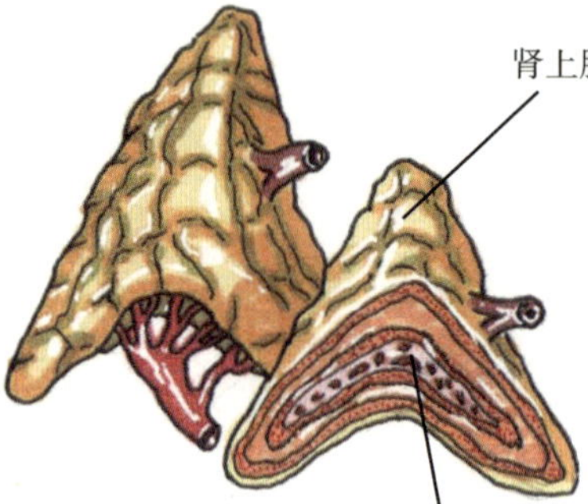

图2　肾上腺皮质与髓质

肾上腺皮质由外而内分为三个功能区：

1．球状带　位于最外侧，占皮质总体积的15%，分泌以醛固酮为主的盐皮质激素。醛固酮通过促进肾脏对水、钠离子的重吸收，同时促进对钾离子的排泄达到升高血压、降低血钾的作用。球状带功能受肾素－血管紧张素系统的影响，该系统主要通过肾脏感知血管内的血流灌注及钠离子浓度，从而对水盐平衡进行精细调控。

2．束状带　是皮质中最厚的部分，占皮质总体积的80%，分泌以皮质醇为主的糖皮质激素，即为被大家熟知的可以把人“变胖”的激素。糖皮质激素可促进蛋白质、脂

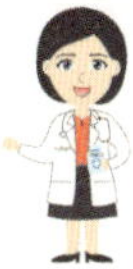

肪分解转变成糖，为机体提供能量。此外有广泛的功能，是维持我们基本生命活动所必需的激素。束状带功能受垂体分泌的促肾上腺皮质激素调控。

3．网状带　位于皮质的最内层，约占皮质总体积的5%，网状带主要分泌性激素，以雄激素为主。其功能同样受垂体分泌的促肾上腺皮质激素调控。

肾上腺髓质位于肾上腺内部，合成并分泌儿茶酚胺。儿茶酚胺是机体的“应激激素”，可使心跳加速、心脏活动加强、全身血管广泛收缩、血压升高等，使人体达到“备战”状态，其功能受交感神经调控。

三、肾上腺相关的常见疾病有哪些？

1．肾上腺意外瘤　随着计算机体层扫描（CT）和磁共振成像（MRI）的广泛应用，越来越多的肾上腺意外瘤被发现。有研究统计，肾上腺意外瘤的患病率为4.4%，且随年龄增长，其患病率增加，老年人患病率可达10%。对于肾上腺意外瘤，首先需评估有无功能，即是否产生了过多的激素引起机体紊乱。可通过实验室检查评估有无过多盐皮质激素、糖皮质激素、儿茶酚胺等激素分泌。其次需区分肿瘤的良恶性。多数肾上腺占位无功能，且为良性肿瘤。有研究统计，肾上腺意外瘤中，功能性肿瘤约占10%，恶性肿瘤约占2%。治疗方面，若肿瘤无功能，可观察。若肿瘤体积较大（最大直径超过4cm），则恶性肿瘤的风险较高，可考虑行手术切除。

2．原发性醛固酮增多症　指肾上腺皮质的球状带增生或占位，自主分泌过多的醛固酮。如上所述，醛固酮的作用是升高血压、降低血钾。因此典型原发性醛固酮增多症患者的临床表现为高血压和低钾血症引起的肌无力、软瘫等。需指出的是，部分患者可无低钾血症。建议以下患者需筛查该疾病：联合使用3～4种降压药后血压仍不能满意控制；高血压合并低钾血症；高血压合并肾上腺意外瘤；有早发性高血压家族史或早发（＜40岁）脑血管意外家族史的高血压患者等。治疗方面，多数患者需终身服用拮抗醛固酮的药物，如螺内酯，从而控制血压及拮抗过多醛固酮对机体的副作用，部分患者可通过手术治愈。

3．分泌皮质醇的肾上腺皮质腺瘤　是库欣综合征的一种病因，指肾上腺皮质瘤自主分泌过多的糖皮质激素引起机体一系列临床表现，如满月脸（脸圆）、面红、锁骨上及颈背部脂肪堆积、体重增加、腰围增加、四肢变细、皮肤出现宽大紫纹、皮肤变薄及磕碰后易起淤斑、骨质疏松、高血压等（图3）。建议以下患者需筛查是否存在库欣综合征：年轻患者出现高血压、高血糖、骨质疏松；具有库欣综合征的典型表现；体重增加而生长发育停滞的肥胖儿童；肾上腺意外瘤患者。分泌皮质醇的肾上腺皮质腺瘤可通过手术治愈。

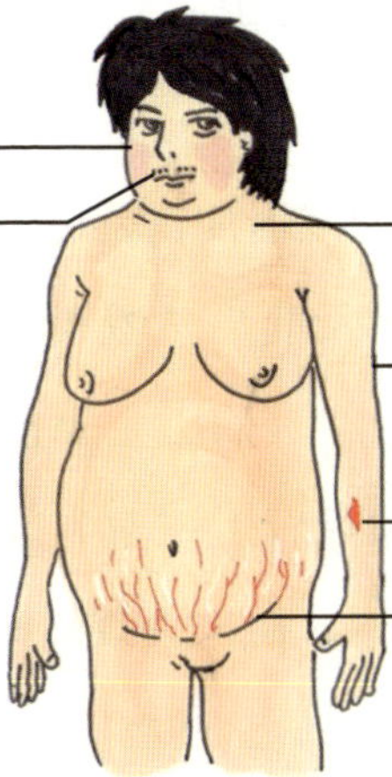

图3　库欣综合征患者的典型外貌特征

4．嗜铬细胞瘤/副神经节瘤　是分别起源于肾上腺髓质或肾上腺外交感神经链的肿瘤。生长在肾上腺的称为嗜铬细胞瘤，生长在肾上腺外的称为副神经节瘤，两者有明显共同特点。嗜铬细胞瘤/副神经节瘤可持续或间断分泌释放大量儿茶酚胺引起血压升高等一系列临床症状群，表现为阵发性、持续性高血压或持续性高血压基础上阵发加重，还可有阵发性头痛、心悸、大汗等。对于以下人群，建议筛查嗜铬细胞瘤/副神经节瘤的可能：有典型症状，尤其是阵发性高血压的患者；肾上腺意外瘤患者；有嗜铬细胞瘤/副神经节瘤家族史的患者等。约40%的嗜铬细胞瘤/副神经节瘤患者存在遗传，建议有条件的患者行基因检测。治疗方面，多数患者通过手术可得到治愈，手术前必须进行充分的药物准备，以免围术期出现血压大幅度波动而危及生命。术后患者需终身随访，因为10%～17%的患者为恶性嗜铬细胞瘤/副神经节瘤。

5．肾上腺皮质功能减退症　是由于不同程度的糖皮质激素（以皮质醇为主）及盐皮质激素（以醛固酮为主）分泌不足或功能不足所致。其病因主要包括自身免疫损伤肾上腺，肾上腺结核感染后肾上腺遭到破坏，以及遗传性疾病引起激素合成障碍等。临床表现主要包括虚弱、乏力、食欲减退、恶心、血压偏低、低血糖、低钠血症等。此外，严重者可出现肾上腺危象而危及生命，表现为高热、恶心、呕吐、血压下降、反应淡漠甚至昏迷等。治疗方面包括糖皮质激素伴或不伴盐皮质激素的替代治疗，一般需终身补充。需注意的是，如感染、创伤等应激状态下需适当增加激素补充剂量。还需针对病因治疗，如肾上腺结核感染患者需抗结核治疗。

（崔云英　童安莉）

参 考 文 献

[1] Terzolo M，Stigliano A，Chiodini I，et al. AME position statement on adrenal incidentaloma. Eur J Endocrinol，2011，164（6）：851-870.

[2] Cawood TJ，Hunt PJ，O'Shea D，et al. Recommended evaluation of adrenal incidentalomas is costly，has high false-positive rates and confers a risk of fatal cancer that is similar to the risk of the adrenal lesion becoming malignant; time for a rethink? [J] Eur J Endocrinol，2009，161（4）：513-527.

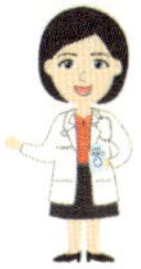

[3] 中华医学会内分泌学分会肾上腺学组. 原发性醛固酮增多症诊断治疗的专家共识 [J]. 中华内分泌代谢杂志, 2016, 32 (3): 188-195.

[4] 中华医学会内分泌学分会. 库欣综合征专家共识 (2011年) [J]. 中华内分泌代谢杂志, 2012, 28 (2): 96-102.

[5] 中华医学会内分泌学分会肾上腺学组. 嗜铬细胞瘤和副神经节瘤诊断治疗的专家共识 [J]. 中华内分泌代谢杂志, 2016, 32 (3): 181-187.

糖和嘌呤代谢篇

13 解析胰腺的秘密

胰腺是一个柔软的长条形腺体，位于左上腹的深部，从右向左横跨第1～2腰椎前方。胰腺分为胰头、颈、体、尾4部分，被肠、肝和胆囊围绕，它们通力合作，一起来完成消化吸收的功能。同时胰腺分泌多种激素，在调解机体代谢中也发挥着重要作用（图1）。

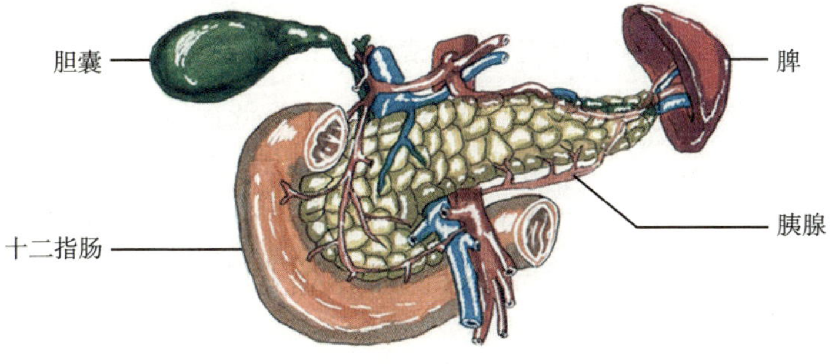

图1　胰腺结构示意

一、胰腺如何发挥营养管家的作用?

胰腺既是外分泌器官帮助消化吸收，又兼有调节血糖为主的内分泌功能。通过内外分泌的作用，使我们体内的营养物质处于动态平衡，尤其是血糖的内环境维系，胰腺是最大的指挥官。

胰腺的外分泌物为胰液，其主要成分为由腺泡细胞分泌的各种消化酶以及由导管细胞分泌的水和碳酸氢盐，经主胰管和副胰管排入十二指肠。其主要功能是消化食物，负责将糖类、蛋白质和脂肪分解成更小的颗粒以便人体吸收。胰液分泌受迷走神经和体液双重控制，以体液调节为主。

胰腺的内分泌功能来源于大小不同的细胞团——胰岛。胰腺有10^5～10^6个胰岛（图2），散布于腺泡之间。胰岛有多种细胞，以B细胞为主，其次是A细胞，以及D细胞、少数PP细胞和D1细胞等。

1. B细胞　分泌胰岛素，是机体内唯一降低血糖的激素，它能促进血循环中葡萄糖进入肝细胞、肌细胞、脂肪细胞及其他组织细胞，从而合成糖原降低血糖，同时促进脂肪及蛋白质的合成。血浆葡萄糖浓度是影响胰岛素分泌的最重要因素，胃肠激素如促胃液素、血管活性肠肽或迷走神经兴奋也可促进胰岛素分泌。

2. A细胞　分泌胰高血糖素，与胰岛素的作用对抗，

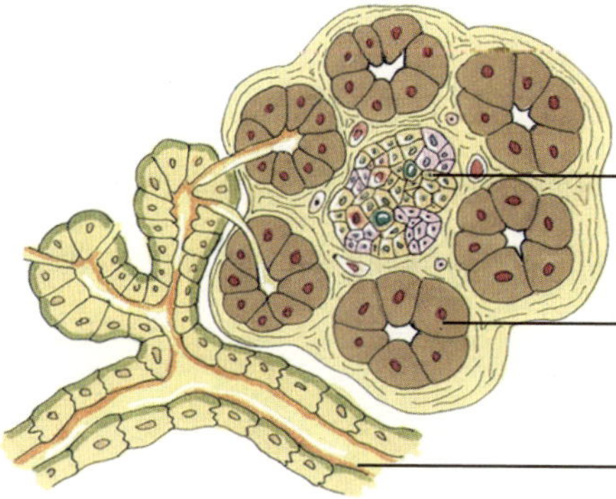

图2　胰岛结构示意

胰高血糖素起促进肝糖原分解和脂肪分解的作用，使血糖升高、酮体生成增多，还可促进胰岛素和胰岛生长抑素分泌。血糖浓度同样是影响胰高血糖素分泌最重要的因素，血糖降低或交感神经兴奋促进其分泌。

3. D细胞　分泌生长激素释放抑制激素，简称生长抑素，以旁分泌的方式抑制胰岛A、B细胞分泌胰高血糖素、胰岛素，降低胰酶活性，对胰腺细胞有保护作用。还可以抑制生长激素、促甲状腺激素及促胃液素等多种内分泌激素的分泌，影响胃肠道的消化吸收功能。生长抑素类似物常可用于治疗上消化道大出血、急性胰腺炎等疾病。

4. PP细胞　分泌胰多肽，能抑制缩胆囊素、促胰液素、胃动素等胃肠激素和胰酶的释放，从而减少胆囊收缩和胃肠道运动。各种食物进入小肠都对胰多肽释放有刺激作用，蛋白质是刺激其分泌的最强因素，其次是脂肪、糖类。此外，胰多肽还可能影响摄食、能量代谢、食欲及下丘脑肽的表达。

5. D1细胞　分泌血管活性肠肽，作为神经调节剂，能强效舒张血管，在胃肠道中可以调节平滑肌活动、上皮细胞分泌和血流量。作为一种化学信使，起着神经激素和旁分泌介质的作用。

二、胰腺相关的疾病有哪些？

1. 糖尿病　是最常见的内分泌疾病之一。其特征是胰岛素分泌缺陷或/和胰岛素作用缺陷（胰岛素抵抗）导致的血糖水平升高，典型症状为多食、多饮、多尿及体重减轻，即所谓的“三多一少”。糖尿病是遗传因素与环境因素长期共同作用的结果，按病因可分为1型糖尿病、2型糖尿病、特殊类型糖尿病和妊娠期糖尿病，其中2型糖尿病在我国占90%以上。各类型在起病年龄、症状特点上各有不同，如1型糖尿病主要以儿童和青少年为主，起病急，“三多一少”症状明显，常伴有酮症或酮症酸中毒，糖尿病相关抗体多为阳性，且依赖胰岛素治疗；2型糖尿病则以成人为主，起病比较缓慢，早期症状不明显，血糖高到一定程度才出现“三多一少”的症状，少见伴有酮症或酮症酸中毒，糖尿病相关抗体几乎都为阴性，可通过生活方式调整、口服降糖药或者胰岛素治疗。糖尿病综合防治策略为“五驾马车”，即饮食调整、合理运动、药物治疗、血糖监测及糖尿病教育。此外，还包括血压、血脂、控制体重以及戒烟等方面的治疗，全面控制各种危险因素，预防酮症酸中毒等急性并发症，以及眼底病变、肾脏病变、神经病变及心脑血管意外等慢性并发症的发生（图3）。

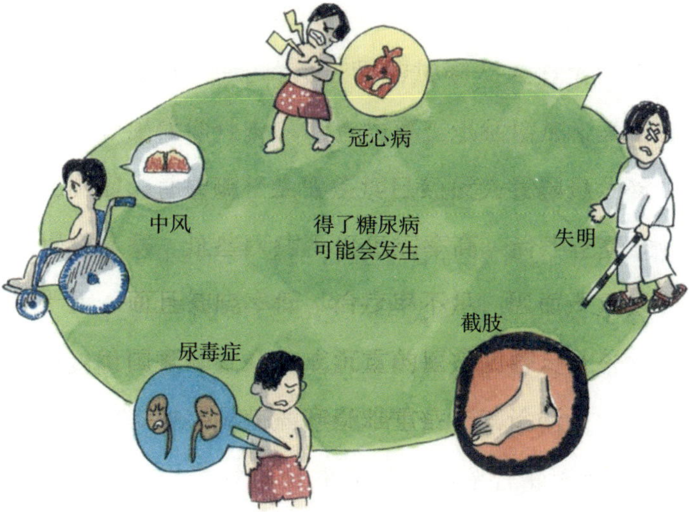

图3　糖尿病的慢性并发症

2. 急性胰腺炎　常由于胆石症、大量饮酒或暴饮暴食等因素，胰酶在胰腺内被异常激活，引起胰腺组织的自身消化从而产生炎症反应。临床表现有急性上腹部疼痛、恶心、呕吐、发热等，病变程度轻重不等，轻者以胰腺水肿为主，临床多见，常呈自限性，预后良好。少数重者出现胰腺坏死，常并发感染、腹膜炎和休克等，甚至出现多器官功能障碍综合征，病死率高。腹部超声和CT是诊断胰腺炎的重要手段，血、尿淀粉酶和脂肪酶的指标也具有特异性。根据患者病因、病情程度选择保守治疗或手术治疗，多数急性胰腺炎经过禁食、胃肠减压等治疗后可以恢复。如有胆道梗阻或合并肠穿孔、大出血等手术指征者，可进行手术解除梗阻、清除坏死组织。

3. 慢性胰腺炎　是胰腺局部或弥漫性的慢性进展性炎性改变。在我国，多数慢性胰腺炎由胆道疾病造成，其次是长期酗酒。表现为反复发作的反复上腹胀或阵发性隐痛及不同程度的功能减退或丧失，可有胰液分泌减少所致的消化不良、不耐受肉食、营养不良、消瘦、脂肪泻，以及胰岛素分泌不足导致的糖尿病。多采用戒烟酒、补充胰酶等保守治疗，根治较难，存在胆道梗阻和怀疑癌变者应尽早手术。

4. 胰腺囊性疾病　即胰腺内存在含囊腔的病变。其种类繁多，临床上分为非肿瘤性和肿瘤性两大类，前者主要包括继发于急慢性胰腺炎或外伤和手术的胰腺假性囊肿，以及先天性真性囊肿和潴留性囊肿。多数患者没有症状，常因体检等偶然因素而发现；肿瘤性病变主要包括胰腺囊性肿瘤，一般生长缓慢，随着肿瘤逐渐增大，可出现压迫症状，绝大部分为良性。组织学上可分为浆液性囊腺瘤、黏液性囊腺瘤、导管内乳头状黏液瘤和实性假乳头状肿瘤四种类型。由于其性质、预后及恶变风险不同，视不同情况进行处理：良性者仅需密切观察；对于有症状、有恶变倾向及临床不能鉴别良恶性的情况，需手术治疗。

5. 胰腺癌　是恶性程度最高、疾病相关死亡率最高的肿瘤之一，目前发病机制不完全清楚，共同认识是与吸烟、肥胖、酗酒及遗传因素等有关。早期常无显著症状，仅可表现为上腹部隐痛或饱胀不适，癌肿压迫或浸润胆总管可出现进行性加重的黄疸，肿瘤位置不同症状也会有所差异。由于许多患者症状不明显，当发现时多数已是中晚期。胰腺癌治疗难度高，手术治疗或放疗化疗的效果及患者预后大多不理想，治疗后5年生存率不到8%。因此，对于有慢性胰腺炎、肥胖和胰腺癌家族史等胰腺癌高危因素的人，出现长期上腹闷胀痛甚至腰背痛、夜间疼痛明显，伴有短期体重下降或长期腹泻、消化不良等，应尽早进行腹部超声或CT/MRI检查，抽血查胰酶、肝胆酶、肿瘤标志物排除胰腺癌（图4）。

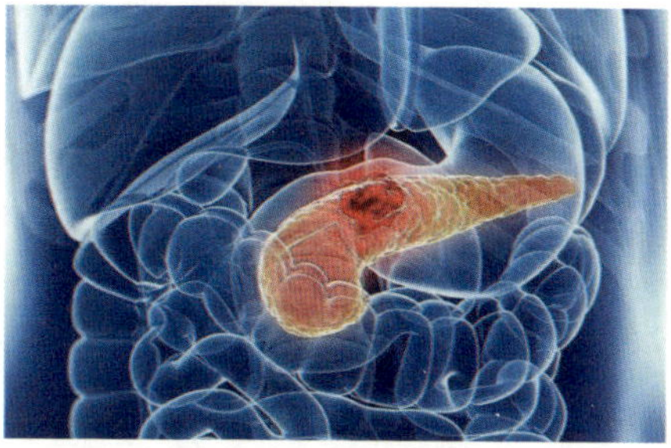

图4　胰腺占位示意

6. 胰腺神经内分泌肿瘤　约占原发性胰腺肿瘤的3%。依据激素的分泌状态和临床表现，将其分为功能性和无功能性两种类型。功能性胰腺内分泌肿瘤常因分泌过多的内分泌激素而产生相关的临床症状，根据其分泌的主要激素而命名。常见的功能性胰腺内分泌肿瘤包括胰岛素瘤和促胃液素瘤；其余包括生长抑素瘤、胰高血糖素瘤、生长激素瘤等，都较罕见。功能性胰腺内分泌肿瘤常因分泌过多的内分泌激素而产生相关的临床症状，例如最常见的胰岛素瘤，其典型症状为大量分泌胰岛素所致的低血糖反复发作，有时可以引起癫痫甚至昏迷，及时服糖后症状可以改善。第二常见的促胃液素瘤表现为顽固性消化性溃疡和腹泻。无功能性胰腺内分泌肿瘤多表现为肿块局部压迫或肿瘤转移等导致的非特异性症状。手术是主要治疗手段，也是目前唯一可能治愈的方法，而早诊断是争取手术时机的关键。

胰腺对人体正常生理功能的维持至关重要，大家平时要注意养成良好的生活方式，切勿暴饮暴食，尽量戒烟限酒，善待我们的营养管家！

（赵　媛　平　凡）

参 考 文 献

[1] Crockett SD，Wani S，Gardner TB，et al. American Gastroenterological Association Institute Guideline on Initial Management of Acute Pancreatitis [J]. Gastroenterology，2018，154（4）：1096-1101.

[2] Kelgiorgi D，Dervenis C. Pancreatic neuroendocrine tumors：the ba-

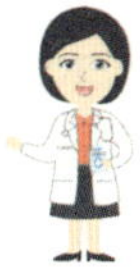

sics，the gray zone，and the target［J］. F1000 Res，2017，6：663.

［3］冯小萌，王原. 急性胰腺炎发病机制及治疗研究进展［J］. 世界最新医学信息文摘，2017，17（40）：26-30.

［4］Pratley RE，Kirkman MS，Halter JB，et al. Diabetes in older adults：A Consensus Report. J of American Geriatrics Society［J］. 2012，60（12）：2342-2356.

［5］吴红霞，季红，朱菊训，等. 系统糖尿病教育对2型糖尿病患者血糖水平的影响［J］. 中华护理教育，2009，6（1）：37.

14 难以抵挡的“甜蜜”诱惑

——浅谈糖与人体健康

我们常常无法抵挡甜蜜的诱惑，清晨咖啡中的一勺糖，疲乏午后的一块巧克力，晚餐后的甜点……总能让我们摆脱忙碌和压力，拥有甜蜜的满足感。甜是母乳之味——人类学家悉尼·明茨这样解释人类对于糖执着的喜爱。它的味道非常像我们出生后吃到的第一种食物——母亲的乳汁，所以我们认定甜是安全而幸福的味道。

一、“糖”的往事

根据人们广为流传的说法，糖的加工制作起源于印度。这在季羡林先生的著作《糖史》中也有所证明：糖在英文中为sugar，法文sucre，德文zucker，俄文caxap，虽是不同的语言，但发音都很相似，因为其都源自梵文sarkara，就是砂糖的意思。公元前510年，波斯皇帝大流士侵略印度时发现了“芦苇产蜂蜜却没有蜜蜂”的秘密，而把甘蔗称为“味道甜美的芦苇”。这个秘密的发现为波斯带来了巨大的财富。直到公元642年，阿拉伯人侵略波斯发现了蔗糖的制作方法，才把它带到了北非和西班牙。而在中国，糖的加工制造兴起于唐朝。唐太宗派大臣前往印度和巴比伦学习制糖技术，随后改良提高了技术。到了明末，中国人发明了“黄泥水淋法”，用这种方法制出来的糖，颜色接近纯白，是当时世界上品质最好的糖。这样，白糖重又输入印度。因此印度印地语中称白糖为cīnī（意思为“中国的”）。

糖既是营养剂，又是调味品，颇受人们喜欢。糖的种类很多，不同的糖其营养价值和调味效果也不尽相同。广义上的人类食物中的糖类主要有：植物淀粉、动物糖原、纤维素、麦芽糖、蔗糖、乳糖、果糖和葡萄糖等，但现在糖这个名词主要指加工糖类，包括蔗糖、果糖和乳糖。还有一类物质，它们虽然也有甜味，但并不能产热，这便是糖的代用品——甜味剂，如传统的糖精及近年出现的甜菊糖、木糖醇等。

葡萄糖是糖在人体内存在的基本形式，它分解后产生的能量是人每天维持生命活动、运动所必需的。如果我们没有按时吃饭就会觉得饥饿，这是因为血中的葡萄糖浓度过低，刺激大脑的摄食中枢，产生饥饿的感觉。葡萄糖也是蔗糖、麦芽糖、淀粉、糖原等糖类基本构成单位。人们每天从食物中摄取的糖类如淀粉和蔗糖等都要转化为葡萄糖而被人体吸收，通过血液运送到全身各处产生能量或发挥生理作用。

果糖是常见糖类中最甜的糖。它以多糖的形式存在于某些植物组织中，如蜂蜜、菊芋、菊苣等。果糖不易被口腔中的细菌发酵分解，故食用果糖不容易患龋齿病，果糖还对组织细胞有较高营养价值，被预测为21世纪全球代替蔗糖、葡萄糖的新型功能性糖。目前已成为食品工业中最主要的甜味剂，尤其是在软饮料中。

乳糖是哺乳动物乳汁中的双糖，由葡萄糖与半乳糖缩合而成。味稍甜，用于制造婴儿食品、糖果、人造奶油等。

蔗糖又称精制糖，为葡萄糖与果糖缩合而成的双糖，广泛存在于植物界，甘蔗和甜菜中含量特别丰富。我们常吃的红糖、白糖、冰糖等都是蔗糖的不同制品。其中红糖是粗提取的蔗糖，除蔗糖外，还含有少量的铁、钙、胡萝卜素物质。

二、甜蜜蜜也是健康“杀手”

糖类在体内分解所产生的葡萄糖在生命活动中的作用无疑是不可替代的。它为机体的生命活动、生长发育提供必需的能量，参与机体的代谢活动和物质的合成，因此它在中国居民膳食宝塔中的地位仍是最为基础和重要的。但根据糖类中糖分子的数量和结构，我们需要区分开对人体有益的和对人体有害的种类。目前认为，根据血糖指数（GI）和血糖负荷（GL）进行糖类的分类是较为科学的办法。GI是含糖类食物对血糖的相对影响的体内测量值。GL是指某食物的GI值与该食物中糖类含量的乘积。一般认为GI＜55且GL＜80的糖类是较好的营养素。值得注意的是，完整的水果比鲜榨果汁的营养价值高，比如橙子的GI为30～40，鲜榨橙汁则为50～60。

加工甜品或饮料的GI则更高，比如可乐的GI为80。含糖饮料及甜品中所含的糖属于“空热能”，这些食物除含糖类外，不含或只含少量的其他营养素，它只能产生热量，尤其在膳食以外吃糖容易使热量过剩，过剩的热量会使人体发胖。除了空热能，它们又是“高密度热能”食物，它在食物中所占的比例小，但产热量高，食物体积不增加的情况下热量增加很多，更会使人发胖。

科学研究表明，甜让大脑兴奋，产生愉快感。人吃甜食时，会激活大脑中的多巴胺神经元，刺激神经末梢，让人感到兴奋，进而使大脑对它产生渴望。这里糖起的作用与吸毒是类似的。尤其女性，月经来潮前，大脑中能带给人快乐的5-羟色胺和多巴胺的水平会下降。而糖能促进脑内这些快乐物质的合成，因此不少女性选择吃甜食来缓解不良情绪，从而导致很多人嗜糖如命，长期大量的食入糖已经成为健康的隐形“杀手”。

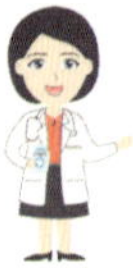

虽然目前还没有明确的证据证明高糖饮食可引起心血管疾病的发病率增加，但诸多研究表明，高糖饮食可引起肥胖和血脂的异常，从而增加了患心血管疾病的风险。西欧和美国等国家的高血压、动脉硬化、冠心病、肥胖、糖尿病的发病率之所以高，与他们的高糖高脂饮食有关。

近些年，糖与癌症的关系引起了医学界注意，日本的名和能治医生在《怎样防治癌症》一书中提出了糖与癌症的关系。他说："癌细胞等肿瘤细胞的生活能源是什么呢？它们不像一般正常细胞那样依靠氧呼吸，而是主要依靠糖酵解作用为生。这些肿瘤细胞分解糖的能力非常强盛，约为血液的20倍。如果使血液流过肿瘤，约有57%的血糖被肿瘤消耗掉。由此可见癌细胞是多么喜欢糖了。"此外，有研究认为糖是一种酸性食物，如果大量食用，会使体内酸碱平衡失调，呈现中性或弱酸性环境，这样会降低机体免疫力，削弱白细胞抗击外界病毒进攻的能力，加之钙量不足，有可能成为癌症的诱发因素。

（赵宇星）

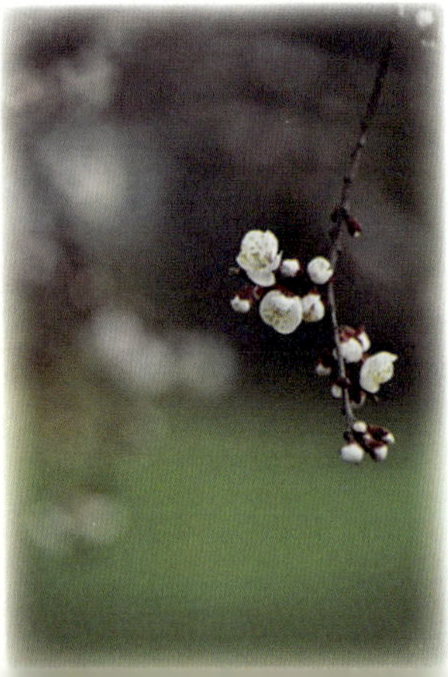

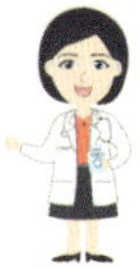

15 糖尿病饮食“手掌法则”知多少

大家都知道，糖尿病饮食治疗是维持血糖的基础，无论是否处在高风险的糖尿病状况，还是处在糖尿病前期，都能从健康的饮食控制中获益。但一日三餐怎么吃，热量又该如何计算呢？原来我们在饮食宣教中，总会引用“糖尿病每日热量计算三部曲”和“食品交换份”向糖友们介绍，虽然计算得很精确，但是过程复杂，掌握起来有些困难。有没有一种简单又易学的方法？现在就给大家介绍一下“手掌法则”，靠自己的一双手，就可以估算每日进食的量了！

一、主食、水果：一顿一拳头

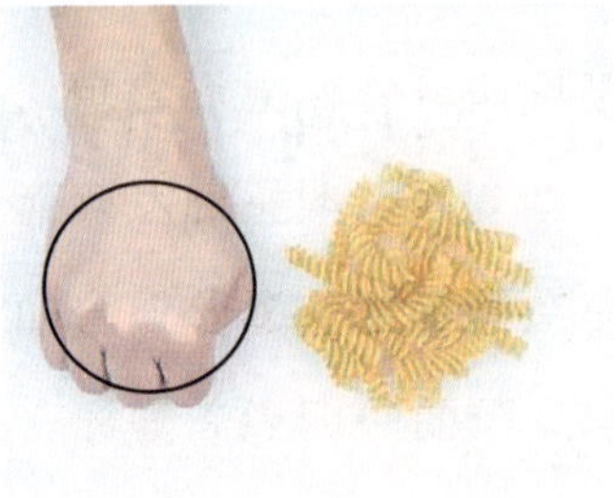
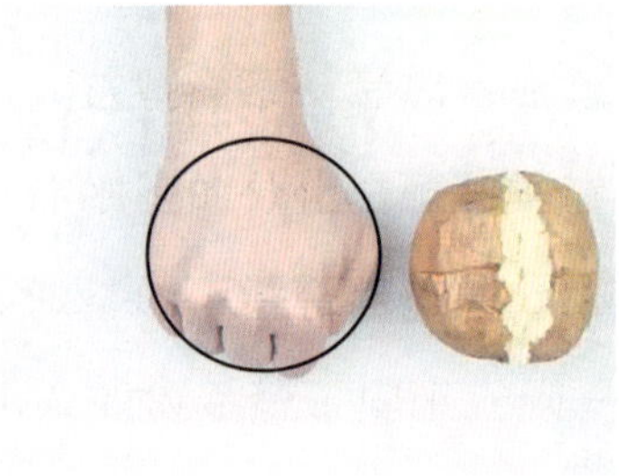

1克糖类能提供4千卡热量，糖类应占人体总热量摄入的55%。普通成人一天的主食（即糖类）为5～6两。每顿吃的淀粉类主食（如馒头、花卷、米饭等），一个拳头大小就够了。一天2～3个拳头的主食就差不多了。水果200克相当于1个拳头大小，一天需要的水果量一个拳头大小就够了。

二、蛋白质：一天一掌心

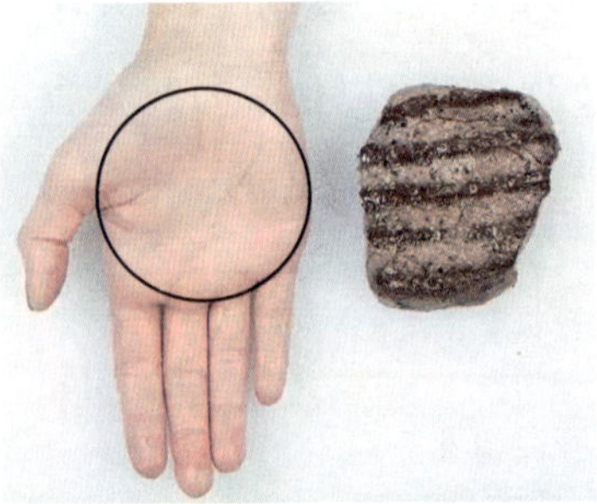
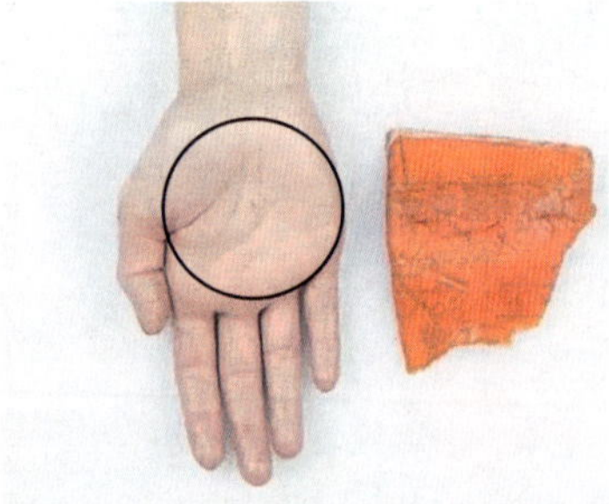

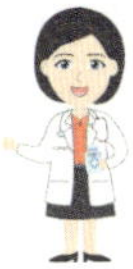

1克蛋白质能提供4千卡热量，蛋白质应占人体总热量摄入的15%～20%。一个人每天摄入的蛋白质大约为每千克体重1克。如果你的体重有50千克，那么一天50克蛋白质差不多就够了。50克蛋白质如果换算成肉、蛋或者豆制品，大约相当于掌心大小、约为小指厚的一块。患者每天吃50～100克的蛋白质即可满足一天所需，如牛羊肉、鸡肉、鸭肉、鱼肉等。

三、油脂：每天一指尖

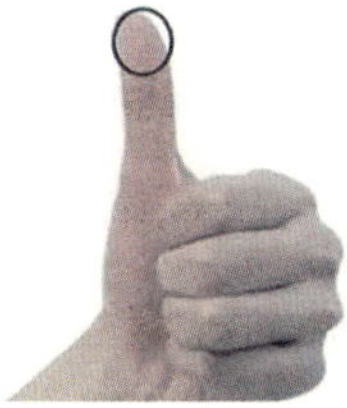

1克脂肪能提供9千卡热量，脂肪应占人体总热量摄入的25%～30%。而我们一天所摄入的脂肪，除了来自烹饪油，还包括大量的肉类、奶类甚至坚果类。因此，在烹饪时油就不能放太多，一般一个人一天的摄入量控制在一个大拇指尖（第一节）就够了。如果是三口之家，那就是全家一天摄入3个大拇指尖的量就够了。

四、瘦肉量：两指并拢量

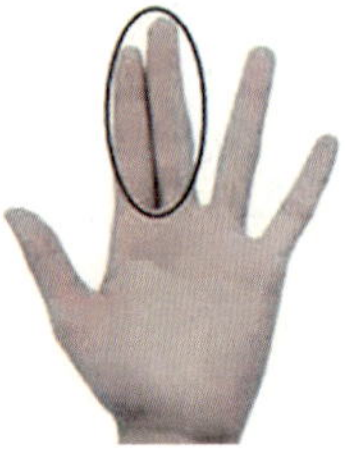

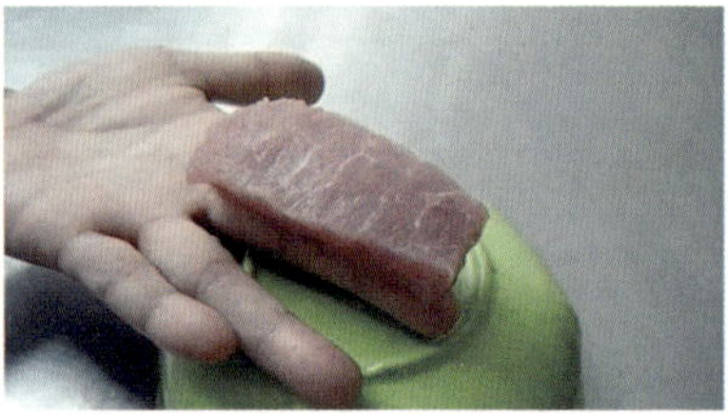

切一块与示指厚度相同，与两指（示指和中指并拢）的长度、宽度相同的瘦肉，相当于50克的量，可满足一天的需要。

五、蔬菜：一天1～2捧

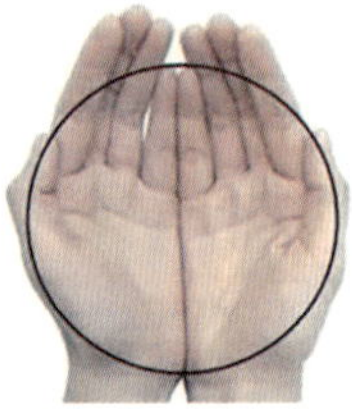

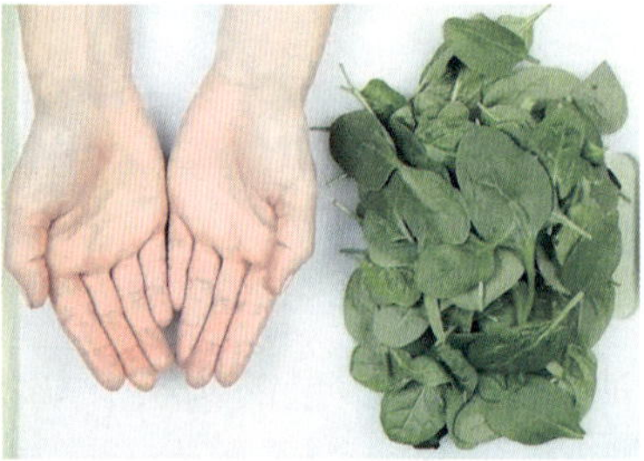

两手一捧的青菜量大约有500克，每天进食500～1000克蔬菜可满足需要。此处所说的蔬菜是指低糖类的绿叶蔬菜，如白菜、菠菜、卷心菜、豆芽等。但要注意的是，像土豆、山药、红薯、莲藕等根茎类蔬菜由于淀粉含量较高，应该按主食算，如果吃了这类蔬菜就要将其所含热量从主食中扣除；另外，果仁类（如花生米、核桃仁等）油脂含量很高，也不能按蔬菜对待。

六、酒：每次一个指节高度

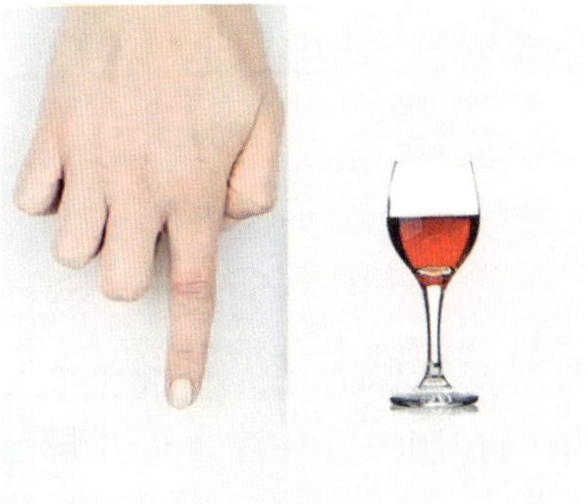

糖尿病患者最好不要喝酒，如果一时难以戒掉，也要尽量少喝。最好选择红酒、啤酒等，应当禁饮高度烈性白酒。用标准的杯子作为参照，建议每次红酒的量以示指高度为准，啤酒的量则以中指高度为准。

最后，简单一句话："蔬菜两手抓，主食拳头俩，瘦肉二指宽，水果拳中求"。

希望各位牢记"手掌法则"并运用于生活中，这样衡量每天吃多少就变得轻松了。

（李　娜）

16 送您糖尿病饮食顺口溜

糖尿病患者饮食控制十分重要，怎么吃才科学？怎么吃才有益于病情的控制？管住嘴，迈开腿，少吃多动，说起来容易，做起来太难了。那么我们到底应该怎么做呢？

糖尿病饮食量的设定，需要计算标准体重，根据活动量计算每日所需千卡数，再用千卡数来计算交换份的方式，虽然精准，但在生活中却不容易被患者掌握。我科护士就总结规律，采用顺口溜的方式便于患者记忆和掌握。

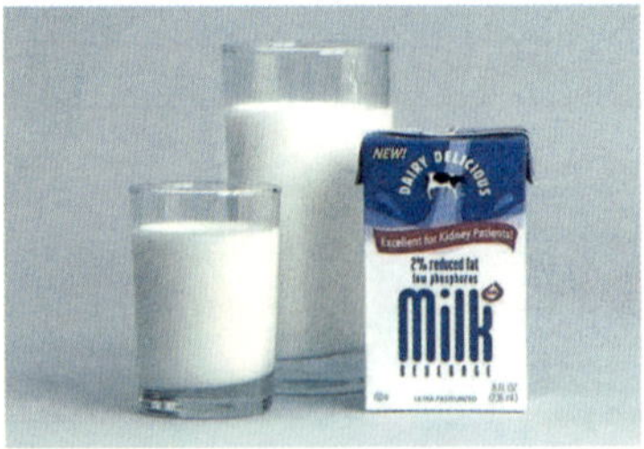

每天1盒牛奶，大约240ml

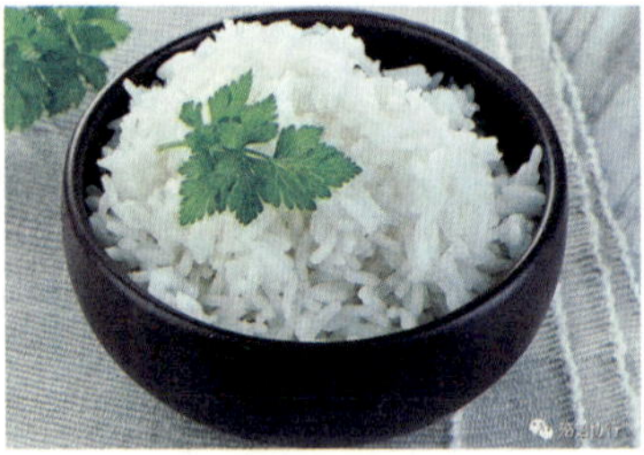

每餐二两主食

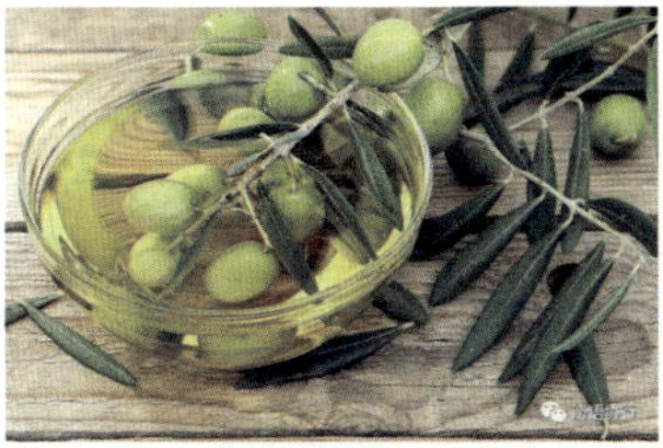

每天不超过3小白瓷勺植物油，一勺相当于10g

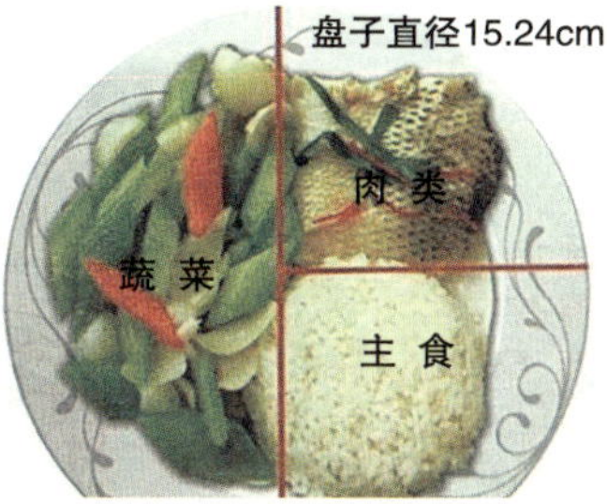

四句话，即有粗有细、不甜不咸、三四五顿、七八分饱

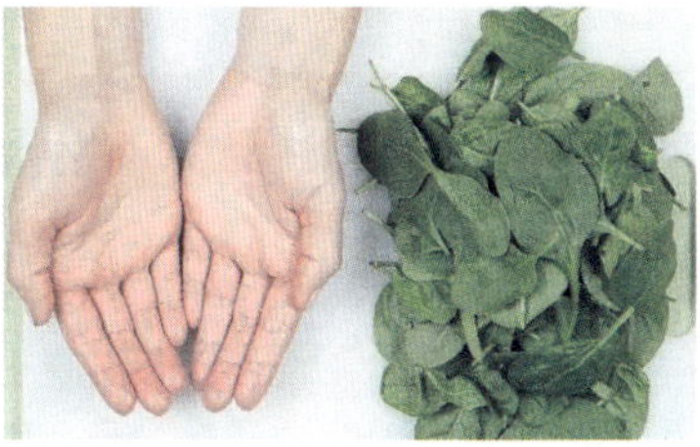

每天至少500g的蔬菜，相当于双手一捧

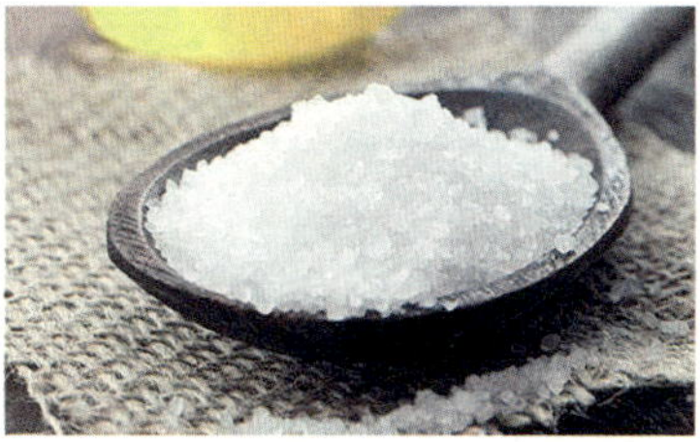

每天不超过6g盐，相当于1个矿泉水瓶盖的盐或是2个啤酒瓶盖的盐

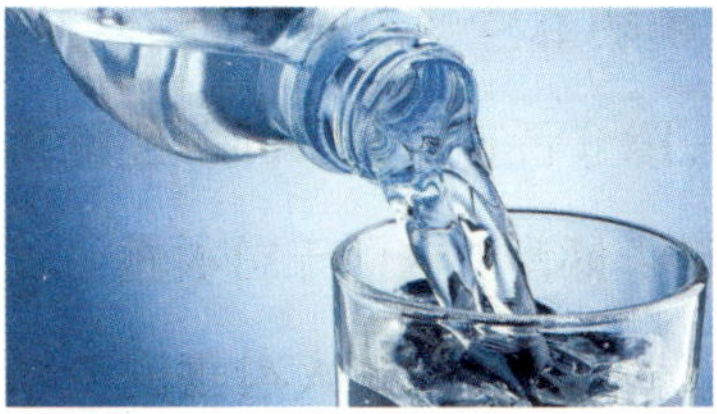

每天至少7杯水，每杯200～250ml

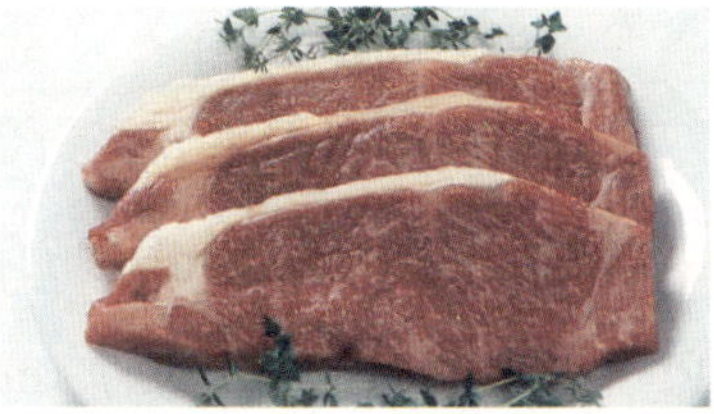

蛋白质摄入量0.8g/（kg·d）

饮食治疗要坚持，要持久！

（李　鸥）

17 关于糖尿病运动的八个问题

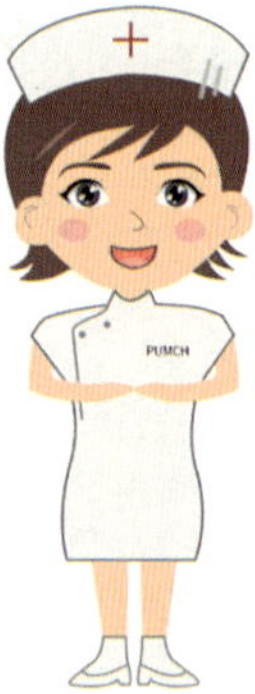

在糖尿病治疗中，运动也扮演着重要角色，对降血糖起着事半功倍的效果。糖友们该运动起来了。

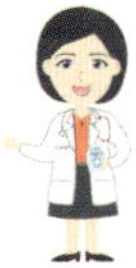

一、体育锻炼与血糖有什么关系?

葡萄糖是维持肌肉运动的“燃料”。开始运动时，身体会首先使用肌肉中储存的葡萄糖，当储备快用完时，肌肉就会摄取血液中的葡萄糖供自己使用，运动过程中血糖水平逐渐下降。运动结束后，机体又在肌细胞及肝脏中储存葡萄糖，这时血糖又进一步降低，并可持续至锻炼后数小时。因此，如果在晚上锻炼，睡觉时你可能正处在低血糖状态。

二、运动有什么好处?

1. 提高胰岛素敏感性，减轻胰岛素抵抗。
2. 改善葡萄糖代谢，降低血糖。
3. 减少血栓形成风险。
4. 改善心肺功能，降低血压。
5. 降低甘油三酯水平，保持体重。
6. 增强肌肉力量。

三、哪些糖友不适合运动?

1. 血糖极不稳定者。
2. 收缩压≥180mmHg者。

3．有较严重的心脏疾病者。

4．有大量蛋白尿、肾功能不全者。

5．有急性感染如发热者。

6．有较严重的糖尿病足者。

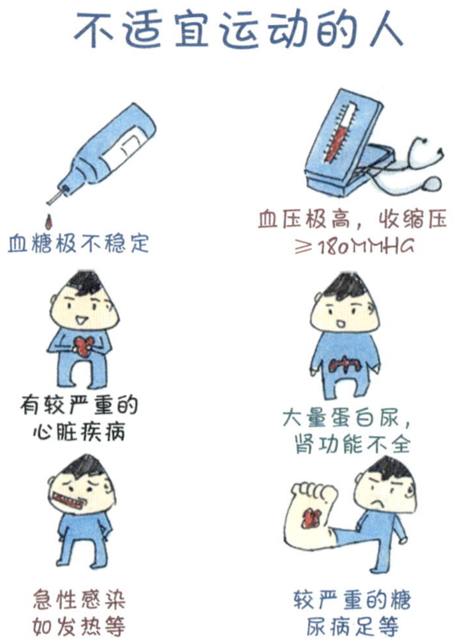

四、哪些糖友适合运动?

糖耐量低减者，无显著高血糖和并发症的2型糖尿病，以及稳定的1型糖尿病和稳定的妊娠期糖尿病者。

五、哪些运动适合糖友?

1．有氧运动　提高心肺功能，使全身组织器官均得到良好的氧和营养供给，维持最佳功能状态，比如散步、太极拳、骑自行车、慢跑、游泳、打球、跳舞等。有氧运动是保持身心健康最科学、最有效的运动方式！世界卫生组织建议：最好的运动方式是步行。

2．抗阻运动　改善身体对糖类的代谢功能，预防和帮助治疗糖尿病，降低血脂和胆固醇，增加骨密度，减少骨质疏松、关节病等，比如仰卧起坐、举哑铃、俯卧撑、蹲跳、提重物、弹力带训练、伸拉运动、下蹲起立、运动器械等。

3．有氧运动和抗阻运动的混合运动　对2型糖尿病患者的血糖控制效果最好。

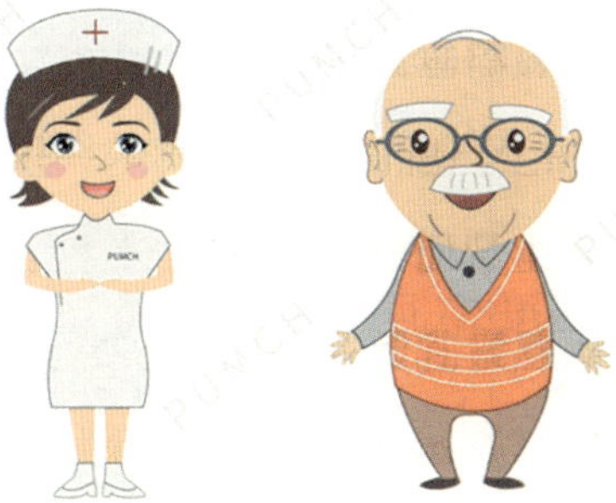

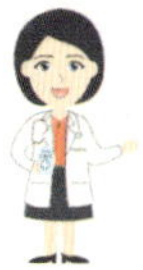

六、在什么时间怎么运动才健康?

1. 运动宜在餐后进行，应从第一口饭算起，在餐后1小时开始运动此时不易发生低血糖。餐后立即运动，不利于食物的消化。

2. 早餐后运动效果最好。晚餐后运动会消耗多余能量，晨练不宜过早、不宜空腹。

3. 合理的运动频率为每周3～7次。如果每次运动量较大，可间隔1～2天，但不要超过3天；如果每次运动量较小且患者身体允许，则每天坚持运动1次最理想。

4. 建议每次运动的时间是30～60分钟，进行中等强度运动时心率应该达到最大心率的60%～70%。

5. 自我感觉周身发热、微微出汗、心跳呼吸加快但不急促为佳。

6. 个人适宜的运动量，建议测算运动时的脉率＝170－年龄。

七、运动强度如何判断?

1. 高强度运动　跳绳、游泳、快跑、球类运动。

2. 中等强度运动　快走、慢跑、骑车、爬楼梯。

3. 轻度运动　广播操、太极拳。

4. 非常轻度运动　购物、散步、做家务。

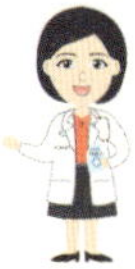

八、运动步骤有哪些?

1．运动前热身5～10分钟。

2．中等强度运动20～30分钟。

3．运动后整理5～10分钟。

4．准备便于运动的服装、合脚舒适的运动鞋和宽松口袜，饮用白开水。

5．运动前血糖＞16.7mmol/L者禁止运动，如果血糖＜5.6mmol/L，需要加餐。

6．运动前随身携带糖尿病救助卡、糖块、饮料及食物。

7．如用胰岛素治疗，运动前要将胰岛素注射于腹部。因为肢体活动可使胰岛素吸收加快，作用加强，易发生低血糖。

8．不要在饥饿或饱餐后运动，避免单独运动。

9．运动中要注意心率变化，出现低血糖症状时要及时加餐，必要时就近就医。

10．运动结束后仔细检查双足，若出现红肿、青紫、水疱、感染等，及时就诊。

11．做好血糖监测记录。

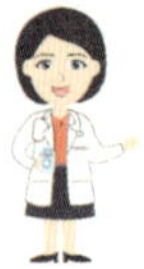

九、有糖尿病并发症患者如何运动？

可以根据下表选择运动强度、运动时间/频率和运动方式。

表　糖尿病合并症或并发症患者运动建议

并发症/合并症	强度	时间/频率	运动方式
冠心病	低	20～45分钟，3～4次/周	慢跑、太极拳、步行、骑车等有氧运动
糖尿病心肌病	低	20～45分钟，3～4次/周	慢跑、太极拳、步行、骑车等有氧运动
高血压	低、中	≥30分钟，＞4次/周	气功、有氧运动
闭塞性动脉硬化症	中	≥30分钟，1次/天	躯干和非受累肢体牵张训练
糖尿病合并慢性阻塞性肺疾病	中	≥30分钟，2～5次/周	有氧运动、抗阻运动

最后希望大家“管住嘴、迈开腿”，通过合理、科学的运动锻炼身体，更好地控制糖尿病。

（董颖越　李　楠）

参考文献

[1] 中华医学会糖尿病学分会糖尿病教育与管理学组．中国2型糖尿病自我管理处方专家共识（2017年版）．中华糖尿病杂志，2017，9（12）：740-750.

[2] 中华医学会糖尿病学分会. 中国糖尿病运动治疗指南. 中华医学会糖尿病学分会. 中华医学电子音像出版社 2012.

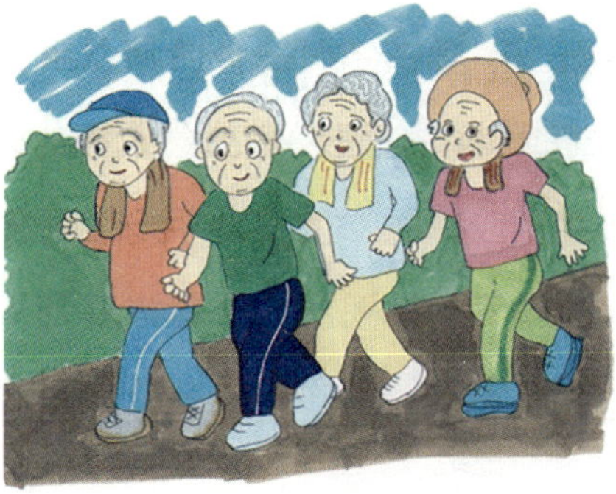

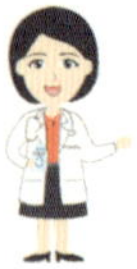

18 “格格们”驾到

——解密新型降糖“武器”（上篇）

一、“格格们”驾到

它们就是我们第一个要解密的新型武器——二肽基肽酶4（DPP-4）抑制剂类降糖药。因为它们闺名中都带一个格字，在这里我们暂且戏称它们为“格格们”！在国内上市的包括利格列汀、沙格列汀、维格列汀、西格列汀、阿格列汀等五朵金花。其实现在有相当一部分适合的患者已经在使用，且多数已为医保可报销，除维格列汀需一天两次、每次一片外，其余四种都是一天一次，服用较方便。我身边有朋友询问从日本带回来的降糖神药，听说确实有效而且一周一次，服用方便，但价格被炒得很高，有无必要购买呢？如果仔细阅读说明书，就会发现实际上它的化学名称翻译成中文就是曲格列汀，原来也是“格格”之一啊。有在我们身边的“格格们”保驾护航，又何必远渡重洋去买药呢？

想要知道“格格们”如何发挥作用，我们就要了解一下DPP-4抑制剂的作用机制：胰高血糖素样肽-1（GLP-1）及肠抑胃肽（GIP）是存在于我们肠道的两种肠促胰岛激素，摄入食物后，它们在血液中的水平会迅速升高1.5～3.0倍。GLP-1和GIP可以作用于胰岛B细胞刺激胰岛素分泌，GLP-1还可以作用于胰岛A细胞抑制胰高血糖素的分泌，但他们都会迅速被体内的DPP-4裂解失去活性，而DPP-4抑制剂可以锁住DPP-4，不让GLP-1和GIP被快速裂解，从而使它们的作用被延长。最早的DPP-4抑制剂西格列汀于2006年在美国上市。

说到这里一定要提到它的研发团队代表中国女科学家章蓓的巨大贡献，西格列汀斩获2007年的盖伦奖。笔者特意去问了一下“度娘”，这个奖可是药物研发领域的最高荣誉，被誉为医药界的诺贝尔奖。

二、“王者荣耀”二甲双胍

第二种降糖药新“武器”是我们的明星一线主打药——二甲双胍（图1），可以被称为降糖药物的“王者荣耀”。之所以又称其为新药，是因为它总是被比较，但从未被超越，经过半个多世纪的考验，它的闪光点才逐渐被挖掘。二甲双胍的诞生，山羊豆功不可没。

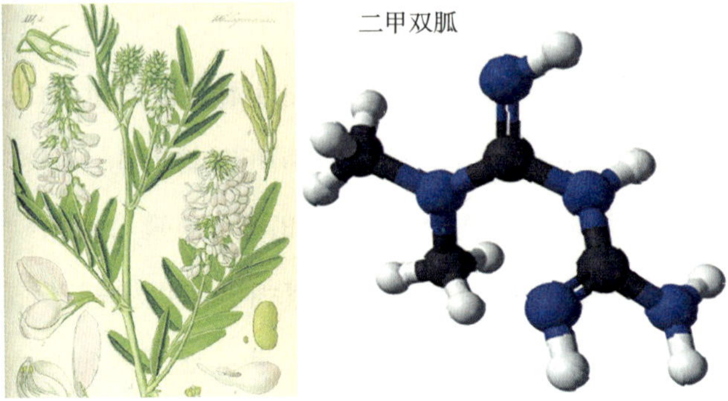

图1　山羊豆富含二甲双胍前体物质

山羊豆富含胍类，是二甲双胍的前体物质，是一种夏季开花的多年生木本植物，发源于南欧和西亚，如今已遍布世界各地。它有许多不同的名称，如山羊芸香、西班牙三叶草和紫穗槐等，从中世纪开始就被用于治疗糖尿病所致多尿，并在鼠疫中用来发汗。它成为降糖药中的王者，是从2005年被国际糖尿病联盟（IDF）确认为是糖尿病的首选用药和基础用药开始的。中华医学会糖尿病学分会（CDS）指南也确定二甲双胍是所有中国糖尿病患者的一线用药，除具有降糖作用之外，它还有降低肿瘤风险、减少体重等益处。但长期使用二甲双胍的患者，尤其是老年患者，需要关注维生素B_{12}、同型半胱氨酸的水平。

（平　凡）

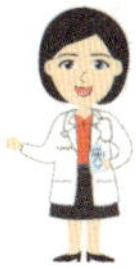

19 来自大自然的礼物

——解密新型降糖“武器”（下篇）

从2017年CDS新指南中我们发现两大治疗新武器，钠葡萄糖转运蛋白2（SGLT2）抑制剂和GLP-1受体激动剂。这两种药物的研发都来自大自然的恩赐，一个灵感来源植物（苹果树皮），而另一个则来源动物（赫拉毒蜥）。

一、钠葡萄糖转运蛋白2（SGLT2）抑制剂

该类药物研发的灵感从苹果树皮开始。化合物根皮苷是法国化学家于19世纪在苹果树的根部树皮中分离而得。动物实验表明，根皮苷能够诱导尿糖排泄，降低空腹和餐后高血糖；之后通过机制研究发现这一疗效是通过抑制SGLT2受体，从而阻止肾脏近端小管的葡萄糖重吸

收。然而，新事物的发现总有两面性，根皮苷可同时作用于SGLT1受体，导致胃肠道吸收不良和其他胃肠道副作用，因此限制了根皮苷的应用前景。然而智慧是属于人类的，研究人员根据根皮苷的化学结构，改良合成了一些类似于根皮苷的选择性SGLT2抑制剂，例如已在中国上市的三种：达格列净、卡格列净及恩格列净。SGLT2抑制剂的作用机制是阻断近端小管对葡萄糖的重吸收，促进尿糖排泄，而另一方面，由于尿液中有糖分，渗透压升高，从而出现渗透性利尿现象。恩格列净的心血管研究和卡格列净的肾脏终点奠定了它在糖尿病学界的地位：该类药物不仅具有明确的心血管获益，还可以明显降低肾脏终末期风险。2018年的盖伦奖揭晓：恩格列净成功加冕。目前因为价格等因素尚不能作为降糖一线药物，但是特殊的糖尿病人群应该及早使用。

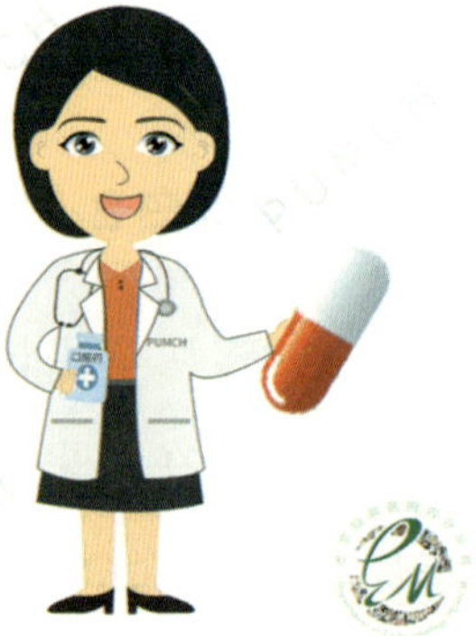

二、GLP-1受体激动剂

先给大家科普一下，赫拉毒蜥一年只需要进食两次就可维持整年的活动量。一只毒蜥曾经创下三年不吃东西而仍然存活下来的纪录。蜥蜴唾液中含有的exendin-4具有降糖、减肥的作用。最早的GLP-1受体激动剂就是从赫拉毒蜥蜴唾液中提取的。临床上应用比较广泛的是GLP-1受体激动剂的类似物利拉鲁肽，用量一般从0.6mg每日一次皮下注射起始，患者若无明显消化道反应，可逐渐增加剂量为1.2mg、1.8mg，对于同时合并肥胖的糖尿病患者推荐使用。该药的缺点是需要注射，注射方法与胰岛素笔相同，都是皮下注射。目前已经有口服制剂在研发中。我们也期待有更方便患者使用的药物剂型上市。

我们向大家介绍了对抗糖尿病的四种降糖新武器，其中一种是降糖药物的主打牌，而另外三种是糖尿病界的后起之秀。不得不提醒的是，来医院进行系统的检查并遵医嘱用药，配合饮食运动进行综合治疗是最重要的。

（平　凡）

20 旅行三部曲之一

——糖友乘坐长途飞机时如何调整口服降糖药

随着航空工业、商务交流及旅游行业的高速发展，出国旅游越来越方便。统计资料显示，2015年度全球航空客流量已达27.5亿人次，其中中国客流量4.36亿人次，占全球客流量的16%。2016年度中国航空客流量较上一年同比增长12%。出国旅游已经算不上什么新鲜事，但并非所有乘坐飞机的乘客都是十分健康的，很多人或多或少地患有一些疾病，尤其是慢性病，比如糖尿病。

一、糖尿病患者乘飞机最怕发生什么情况？

研究显示，糖友乘坐飞机最常发生的紧急情况是出现低血糖。出现低血糖的原因有很多种，比如飞机上的餐食

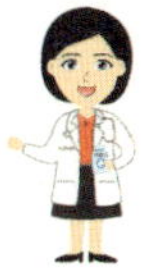

不可口，进餐量较前减少，但最常见的原因还是由于飞机向不同方向飞行，导致产生了时差。由于地球自转，长途飞行存在跨越时区现象，向东飞行天数缩短，而向西飞行天数延长，药物调整需考虑时差，以避免血糖波动。换句话说，如果按照当地时间来用药的话，向东飞行则有可能缩短两次用药的间隔时间，而向西飞行则反之，在这种情况下，为了维持血糖平稳，则应考虑重新调整两次用药的间隔时间。

二、糖尿病患者乘飞机服用降糖药需要注意什么？

我于2015年曾在《糖尿病之友》杂志先后发表过带着胰岛素去旅行的文章，讲述了使用胰岛素的糖友如何在出国旅行时调整胰岛素的注射时间与注射剂量。此后常有糖友问起口服降糖药物如何调整，正好在近期发表在《内分泌实践》（Endocrine Practice）上的一篇综述，详细地阐述了糖友如何能“带着糖尿病去旅行”。原文题目为：Management of Diabetes During Air Travel：A Systematic Literature Review of Current Recommendations And Their Supporting Evidence，翻译过来是“糖尿病患者在乘飞机旅行时的治疗方案：一项关于目前推荐方案及其支持证据的系统综述”，也算是帮我解决了这一难题。

三、糖尿病患者乘飞机服用降糖药应该注意什么？

虽然坐长途飞机体力活动会大大减少，但由于时差问题所带来的低血糖发生率还是比较高。如果糖友目前服用的药物不会引起低血糖或者低血糖风险很小，则完全可按照原来的服药时间点继续用药，无需特意调整用药间隔。但如果正在服用可引起低血糖的降糖药物，则必须特别注意调整用药间隔时间。

哪些药物容易引起低血糖呢？目前临床上常用的口服降糖药物有：二甲双胍、磺脲类胰岛素促泌剂、非磺脲类促泌剂（又称格列奈类）、噻唑烷二酮类、α-葡萄糖苷酶抑制剂、DPP-4抑制剂、SGLT-2抑制剂。在这些药物中，如果单用的话，除了磺脲类胰岛素促泌剂之外，其他几类降糖药物单药使用引起低血糖的风险很低。因此，在这篇文章中着重提到如果服用磺脲类的促泌剂需要注意调整服药时间。具体做法如下。

1. 如果飞机是向东飞行，且需要跨过至少4个时区（以下剂量调整时时区要求相同，故省略），正在服用短效的磺脲类降糖药物的糖友，仅需要停服晚餐那顿药物，而正在服用长效磺脲类药物的糖友，则当天暂停服用原来的剂量。

2. 如果飞机是向西飞行，不需要调整，除非某一餐错过未吃，则需要停服当餐剂量。

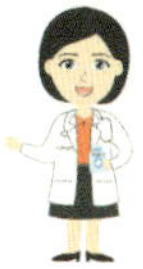

3. 其他口服降糖药物的处理方法为：①二甲双胍：如果服用的是普通剂型，则旅行当天跳过夜间剂量；如果服用的是缓释剂型或糖友的肾小球滤过率为30～59ml/（min·1.73m^2），则旅行当天暂停服用。②格列奈类与α-葡萄糖苷酶抑制剂：向东飞行时均无需调整，如果错过餐时则暂停服用；而向西飞行时如错过餐时则暂停该餐格列奈类剂量，如果加餐则需要服用额外剂量。α-葡萄糖苷酶抑制剂则需随餐服用。③噻唑烷二酮类：无论是向东还是向西飞行都无需更改剂量。④DPP-4抑制剂：向东飞行时，如果糖友的肾小球滤过率为30～59ml/（min·1.73m^2），则在乘飞机当天需要停服；如果向西飞行则无需做调整。⑤SGLT-2抑制剂：这一类药物因上市时间比较短，经验较少。由于服用SGLT-2抑制剂会引起尿量增多，而长途旅行很可能饮水量较平时减少，且皮肤水分蒸发较多，飞机到高空气压也较低，因此文献中建议为避免脱水和低血压风险，乘坐飞机当天暂停服用。

四、糖尿病患者乘飞机时如何检测血糖?

上述药物剂量的调整目的是避免低血糖发生，由于饮食和运动在乘长途飞机时较平时有很大不同，因此不同的糖友血糖波动也是不一样的。少数糖友可能会发生高血糖，故检测血糖情况十分必要。只有根据血糖数值才可评判药

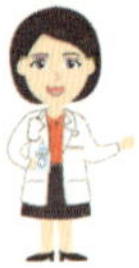

物调整的效果，并确定下一步的治疗方案。这就涉及在万米高空血糖仪的准确性问题。

血糖仪的测量主要依靠葡萄糖与试纸上酶的反应，目前主要有三种酶：葡萄糖脱氢酶、葡萄糖氧化酶、己糖激酶。文献中荟萃了多篇文献，研究显示，大多数血糖仪在误差网络分析（EGA）可接受的范围内运作，这表明海拔高度升高所带来的血糖监测仪测量误差不会影响临床治疗。但文献作者仍建议所有患者意识到血糖仪在高空存在不准确性。值得强调的是，在万米高空检测血糖，如果发现血糖偏低，需要适当加餐，反之若血糖较高，至少需要多饮水，待飞机落地后再次检测血糖数值，以避免持续严重高血糖导致酮症等不良后果。

综上所述，目前口服降糖药物的糖友，在进行长途旅行之前，务必到医院进行比较全面的体检，包括肝肾功能情况，以评估是否适合乘坐飞机（有活动性视网膜病变的糖友请注意，长时间乘坐飞机有加重眼底出血的风险，因此不适合乘坐长途飞机），以及长途乘坐飞机时是否需要特殊药物剂量的调整。保持饮水量，携带血糖仪也是十分必要的。保持饮水量可以降低高血糖以及减少低血压的发生率，检测血糖可以评估血糖波动的大致情况，以判断下一步应该采取的措施。

（许岭翎）

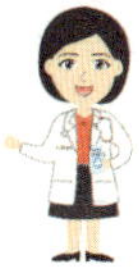

21 旅行三部曲之二
——带着胰岛素去旅行

一、短途短时间出国游

首先，如果旅行目的地与我国不超过5小时时差，而且是短期旅行，比如不超过3天，那么事情就比较简单了。出发前带两块手表，一块到目的地后调整成当地时间，另一块不调整时间，依然按照北京时间提醒自己，按照原来的注射时间，比如晚上8：00或早晨7：00注射原量的基础胰岛素即可。小王是1型糖尿病患者，每日注射4次胰岛素，即三餐前短效胰岛素（8个单位，每日3次）＋睡前长效胰岛素类似物（16个单位），近日准备去日本出差，时间2天，他完全可以按照原来的北京时间晚上8：00注射长效胰岛素类似物16个单位，三餐前短效胰岛素剂量不变，注射时间按照进餐时间调整。

二、长时间出国游

如果旅行目的地与我国有5个小时以上的时差，且行程是3天以上，那么需要调整基础胰岛素的注射时间。这里又分两种情况，一种是经过国际日期变更线的长途旅行，另外一种情况是不经过国际日期变更线的长途旅行。

首先说第一种情况：仍以小王为例，如果小王这次是去美国深度游，时间为12天，那么他需要调整基础胰岛素的注射时间与剂量。小王的飞机是从北京飞往洛杉矶，大约12小时40分钟到达洛杉矶机场，两地相差大约16个小时。飞机从北京首都机场7月19日中午1：30起飞，飞机经过国际日期变更线，如果飞机正点到达的话，小王大约是当地时间即7月19日上午9：30到达洛杉矶机场。换句话说，小王在飞机上要待将近12个小时，要在飞机上进餐，而且到达当地的时间和出发时间差不多。小王需要怎么注射胰岛素才能保持血糖平稳呢？这时需要计算旅行中的胰岛素剂量。旅行中（即在飞机上注射）的基础胰岛素剂量：日常剂量×［0.9 －（总共相差的时区/两次基础剂量间隔的时间）］。查阅时区表，北京和洛杉矶相差8个时区，小王注射的是每日1次的长效胰岛素类似物，即两次注射间隔是24小时。那么计算结果如下：16个单位×（0.9 － 8/24）≈

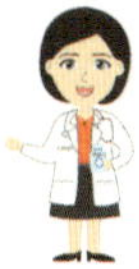

9个单位。

具体操作方法如下：首先，在出发前一晚8：00，小王仍然准时注射16个单位长效胰岛素类似物；其次，出发后，小王需要仍然按照北京时间的晚上8：00注射其中的9个单位长效胰岛素类似物，然后把手表调整到洛杉矶时间，在到达的当天晚上洛杉矶时间8：00继续注射16个单位的长效胰岛素类似物。三餐前的短效胰岛素剂量不变。

如果旅行不经过国际日期变更线，但旅行目的地与我国有5个小时以上的时差，旅行途中又该如何调整？

还以小王举例，小王这次准备去俄罗斯度假，他查了时区表，知道莫斯科与我国有5个小时的时差。飞机从北京飞往俄罗斯，大约需要7个小时的行程，即飞机晚上8：55从北京机场起飞，大约次日上午8：50到达俄罗斯机场。

具体操作方法如下：首先按照前述的公式计算出旅行中的剂量：16个单位×（0.9 － 5/24）≈11个单位。出发当天晚上8：00，小王仍然按照原来的治疗方案注射16个单位长效胰岛素类似物，然后小王将手表调整到莫斯科当地时间，在到达的当天莫斯科时间晚上8：00注射11个单位长效胰岛素类似物。此后按照当地时间每晚8：00继续注射原来的方案16个单位长效胰岛素类似物。

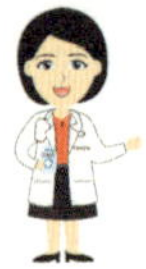

三、注意事项

以上只是很多学者根据自己临床经验写的一个符合大多数糖尿病病人的普遍经验，当然每个糖尿病患者对胰岛素的敏感性不同，自身的胰岛功能也不同，因此实施到每个患者身上，可能造成血糖的波动也是不同的。这里有几个注意事项：

1．在旅行时血糖可以允许适度高一些，但一定要尽量避免低血糖，低血糖所带来的危害这里就不赘述了，安全起见，血糖可以比平时高一些，但不能持续升高，持续高于16.7mmol/L可能会发生酮症酸中毒。

2．在旅行途中和达到目的地后，可以多测几次餐前血糖，如果餐前血糖亦较高，可以适当增加1～2个单位餐前短效胰岛素的注射剂量，但加量后一定要注意检测餐后2小时的血糖数值。

3．旅行途中的饮食结构很可能存在很大差异，因此出发前做好功课，与旅行社沟通，随身携带小食品，勤测血糖，保证充足的饮用水是很必要的。

4．不要嫌这样做麻烦，尤其是胰岛功能不好的患者。这类患者基本完全靠外源性的胰岛素调节血糖，1～2个单位的胰岛素变化都有可能造成血糖很大的波动，出门在外避免出现急性并发症，保证安全最重要。

5. 最后说一下最重要的一点，出门旅行戴一块手表很重要，因为在飞机上不能开手机，但我们需要看时间注射胰岛素。

希望上述内容能帮助外出旅行的糖友们更健康、安全地享受美食、美景，免受血糖波动的困扰。

（许岭翎）

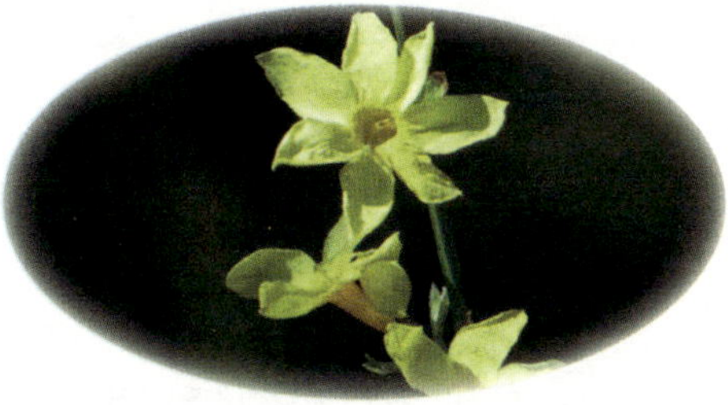

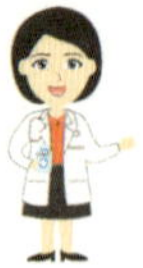

22 旅行三部曲之三
——旅行归来胰岛素的调整

掌握旅行期间如何调整口服药物和胰岛素的使用后，我们要说到出国游归来胰岛素剂量该怎样调整。有的患者肯定很不屑，这有什么难的，直接按照出国前的方案注射不就行了吗？事实是这样吗？还以上次小王举例，小王为1型糖尿病患者，每日注射4次胰岛素，即三餐前短效胰岛素（8个单位，每日3次）+睡前长效胰岛素类似物（16个单位）。

一、经过国际日期变更线的长途旅行归来

小王从美国回来，洛杉矶当地时间5月1日上午11:30起飞，飞行时间约13个小时，8小时时差，小王于次日

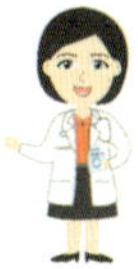

5月2日下午3：10到达北京。相信大部分患者肯定会说，这个“so easy”，飞机起飞后，按照洛杉矶当地时间晚上8：00注射16个单位长效胰岛素类似物，第二天到北京再按照北京时间晚上20：00注射16个单位长效胰岛素类似物不就可以了吗？

我们一起来分析一下，洛杉矶和北京有8个小时的时差，如果两次注射都在晚上8：00，则实际间隔时间并非24小时，而是16小时。因此，小王到北京后夜间很可能会出现低血糖。正确的做法是：小王在4月30日洛杉矶当地时间皮下注射16个单位长效胰岛素类似物，5月1日晚上按照洛杉矶时间20：00皮下注射8个单位（原剂量的50%）长效胰岛素类似物。将手表拨至到达地方的时间，即北京时间中午12：00，最后在8个小时后，即北京时间晚上8：00点再次注射8个单位长效胰岛素类似物。5月3日恢复正常。这样做血糖可能会较以往升高一些，但多数人都不会太高。更稳妥的办法还是那句话，可以测一下餐前血糖，如果高的话，可以将餐时胰岛素酌情加1～2个单位。加量后一定要注意检测餐后2小时的血糖数值。

二、不经过国际日期变更线的长途旅行归来

小王从俄罗斯回来，莫斯科当地时间5月2日13：45分

出发，飞机飞行大约8个小时，加上莫斯科与北京大约5个小时时差，因此飞机大约于北京时间5月2日16：55分达到北京首都机场。

还记得上次提到的公式吗？旅行中（即在飞机上注射）的基础胰岛素剂量：日常剂量×［0.9－（总共相差的时区/两次基础剂量间隔的时间）］。

我们首先计算出小王这次旅行中的基础胰岛素剂量为：16个单位×（0.9－5/24）≈11个单位。即小王在5月2日出发后，按照莫斯科时间晚上8：00皮下注射11个单位长效胰岛素类似物，然后将手表拨到北京时间即凌晨1：00，最后在北京时间5月2日晚上8：00皮下注射长效胰岛素类似物16个单位。

三、使用预混胰岛素该如何调整？

读到这里，肯定有很多使用预混胰岛素（类似物）的患者会问，如果是每天2～3次注射预混胰岛素（类似物）的患者（事实上，在中国这类患者占相当大的比例）想出国旅游，又该怎么操作呢？很遗憾，我查阅了很多文献，目前还没有一个像《丰富的临床经验：一个简便的用于长途旅行的基础胰岛素调整方案》(《广泛的临床经验：长途旅行基础胰岛素调整的简单指南》)这样的一个指南来指导我们怎么调整旅行过程中的预混胰岛素（类似物）的剂量。

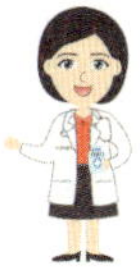

当然，这并不是说临床医生就不关注，这份发表在1990年的《英国医学杂志》(British Medical Journal）上的文献，题目为《Adjustment of insulin doses of diabetic patients during long distance flights》，翻译过来的意思为“在长途飞行中糖尿病患者胰岛素剂量的调整”。这篇文章研究了27位1型糖尿病患者，指导他们在长途旅行中调整胰岛素的剂量，即如果血糖超过15mmol/L，则根据情况额外注射2～4个单位短效胰岛素。最终发现，如果往西飞行的话，可能在飞行途中会增加胰岛素的剂量，平均为每日增加1.5个单位中效胰岛素，6个单位短效胰岛素；而如果往东飞行的话，很可能会减少胰岛素的剂量，平均为每日减少中效胰岛素8个单位左右。由于时差的关系，在飞行过程中和刚刚到达时，很可能会多吃1～2顿正餐，因此在这一两天胰岛素剂量改变20%～40%是必要的。

一位正在使用预混胰岛素（类似物）的患者如果准备长途旅行，应当提前做好功课，比如两地之间的时差是多少？要在飞机上吃几顿饭？到达当地以后是否也要再增加1顿饭？两餐之间大概间隔几个小时？当然准备好血糖仪是十分必要的。

如果平时每天皮下注射两次预混胰岛素的患者，由于这种胰岛素是短效和中效胰岛素按照比例混合在一起的，在注射后1.5～2.5小时达到最大血药浓度，中效胰岛素在体内的半衰期大约8个小时，因此如果两次注射间隔在8个小时以上应该不会出现严重的低血糖。每日两次注射预混胰岛素类似物的患者需注意，这种胰岛素是由速效和长效胰岛素按照一定的比例混合在一起，注射后很快起效，最强作用时间在注射后1～4小时，半衰期为8～9小时，可维持作用24小时。在这种情况下，两次注射的时间最好不低于8小时，如果中途还有额外的进餐，最好测定一下血糖，然后根据血糖情况和下一餐的间隔时间决定是否注射预混胰岛素（类似物）以及剂量。有少数患者每日注射预混胰岛素（类似物）的频次为每日3次，即三餐前均要注射不同剂量的预混胰岛素（类似物）。同样，餐前测定血糖和明确下一餐进餐时间是十分必要的。一般来说，这类患者三餐前的胰岛素剂量比例多为1∶1∶2。明确这一餐相当于哪餐也很重要，千万别坐上飞机就犯晕啊！

注射预混胰岛素（类似物）的糖尿病患者也许很伤心，怎么就没有一个简单易行的指南来指导操作呢？其实对于这类患者，一般来说胰岛功能不会太差，因此还是有一定自我调整血糖波动的能力的，即血糖高时自身可以分泌一定量的胰岛素帮助降糖，血糖低时自身胰岛素分泌受抑制。因此，如果在旅行途中血糖升高，而自己又不敢调整胰岛素的剂量，完全可以多饮水，适当减少进餐的主食量。当然，还是要准备一些饼干之类的食物，以防减少饮食后出现低血糖的情况。

最后对于前述内容小结一下：①糖尿病患者在外出旅行前务必做好功课。②旅行途中除了要注意胰岛素剂量调整和血糖监测外，饮食和运动也是必不可少的控糖方法。③平时记录做得好，关键时期很可能帮大忙。平时做好监测日记是十分重要的，我一直提倡糖尿病患者在记录血糖的同时，记录好饮食和运动，每隔一段时间自我总结一下，发现自己吃哪些食物相对“安全”，那些食物就有可能引起血糖波动。如果外出时不可避免地要吃那些引起血糖波动的食物，一定要注意饮食的量。另外用适当的运动来调节血糖也是一个不错的方法。

（许岭翎）

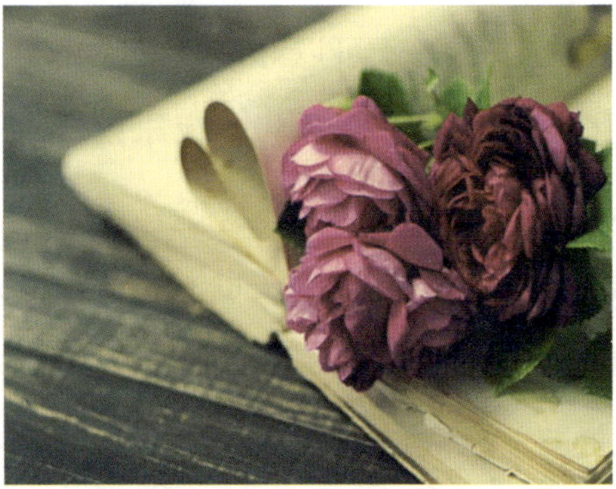

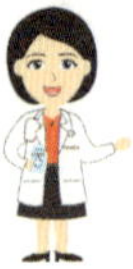

23 老年2型糖尿病合并冠心病患者的合理用药

俗话说“最美不过夕阳红”，到了花甲之年，一生最劳碌的阶段已经过去，终于可以好好享受晚年了。有些人却忽然感觉到全身乏力，口干舌燥，夜尿频繁，还有些患者出现劳累后的心前区不适感。这时候就需要您去查查是否患上糖尿病和冠心病了。得了病也不要慌，下面就谈谈合并冠心病的老年2型糖尿病患者如何选择药物治疗，希望能够对您有所帮助。

说到冠心病，是大家熟悉而担心的常见疾病，我们常常听说某位糖尿病患者又得了冠心病，每天服好几种药，那冠心病和糖尿病是什么样的关系呢？这两种疾病有着共同的病理生理基础即胰岛素抵抗，因此，糖尿病患者的冠心病患病率显著高于非糖尿病患者，时间顺序上两者可以同时发生，也可先后出现，而糖尿病又可加速患者冠心病的进展。故治疗上二者兼顾方能取得良好疗效。

一、合并冠心病的糖尿病患者，该如何使用降糖药物？

目前常用的口服降糖药可分为7类：磺脲类、双胍类、格列奈类、α-葡萄糖苷酶抑制剂、噻唑烷二酮类、DPP-4抑制剂、GLP-1抑制剂。

1．磺脲类　分为短效、中效和长效制剂，对于体型偏瘦的2型糖尿病患者适于首选。格列本脲（优降糖）可导致严重的低血糖昏迷，半衰期较长（10小时），其引发的低血糖可能持续时间较长，建议60岁以上的老年人，特别是合并冠心病或脑血管病的患者应避免使用。磺脲类降糖药还有格列美脲、格列齐特、格列吡嗪、格列喹酮等。建议老年糖尿病患者在医生的指导下，选择中、短效磺脲类降糖药治疗为主。服药期间注意规律糖尿病饮食，监测体重。

2．双胍类　肥胖的2型糖尿病患者可以首选二甲双胍治疗，尤其对于伴高胰岛素血症的患者，二甲双胍具有降血糖、减轻体重和高胰岛素血症的作用。用药时要监测肝肾功能。常见的不良反应有恶心、呕吐、腹泻、口中有金属味等，对于有消化道不良反应症状的患者，可以通过减少药量及采用餐中或餐后服药的方式给药。

3. 格列奈类　为非磺脲类胰岛素促泌剂，包括瑞格列奈和那格列奈。此类药物起效快，作用时间短，可促进第一时相的胰岛素分泌，不引发第二时相的胰岛素分泌，餐前即刻服用，对于餐前半小时服药有困难的患者来说，是一种较好的选择。但此类药物也有引发低血糖反应的可能，患者服药后应注意此不良反应的出现。

4. α-葡萄糖苷酶抑制剂　主要有阿卡波糖及伏格列波糖两种剂型，有降低餐后血糖的作用。其降糖机制为前者主要通过抑制小肠刷状缘的α-糖苷酶，后者主要通过抑制麦芽糖酶和蔗糖酶而阻断糖类分解成单个的葡萄糖，未分解的糖类到达小肠的中下段，造成肠道葡萄糖吸收减慢，从而降低餐后高血糖。上述药物治疗可能引起腹胀、排气增加，甚至腹痛、腹泻。有消化道溃疡史的患者避免使用。此类药物由于安全性较好，不易引起低血糖反应，为冠心病患者的常用降糖药物之一。

5. 噻唑烷二酮类　为胰岛素增敏剂，目前主要有罗格列酮及吡格列酮，具有增加胰岛素的敏感性，减少外周组织对胰岛素抵抗的作用。但由于药物有增加体重、水肿、加重心力衰竭和骨折的风险，对于老年患者及心脏疾病的患者，建议慎用。

6. DPP-4抑制剂　通过抑制DPP-4而减少GLP-1在体内失活，使内源性GLP-1的水平升高。GLP-1以葡萄糖浓度依赖的方式增强胰岛素分泌，抑制胰高血糖素的分泌，延

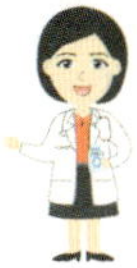

缓胃排空。国内使用的主要有西格列汀、沙格列汀、维格列汀、利格列汀和阿格列汀。该类药物降糖的同时不引起低血糖反应，对体重影响较小，老年患者可以放心服用。

7. GLP-1受体激动剂　这种新一类的降糖药，通过激动GLP-1受体而发挥降低血糖的作用。该类药以葡萄糖浓度依赖的方式增强胰岛素分泌，抑制胰高血糖素分泌，并能延缓胃排空，通过中枢性的食欲抑制来减少进食量，从而减轻患者体重。国内目前有艾塞那肽和利拉鲁肽，均需皮下注射。

二、冠心病患者出现并发症时的用药注意事项

冠心病患者若发生急性并发症，如不稳定性心绞痛、急性心肌梗死等，建议及时换用胰岛素进行降糖治疗。在应激状态下，由于多种升糖激素的分泌，可能使患者的血糖持续性显著升高，胰岛素可有效控制血糖，有利于原发病好转。

糖尿病患者在无禁忌证的前提下，建议在医生指导下，使用阿司匹林抗血小板治疗，剂量为0.1g，每日1次。β受体阻断剂可加强口服降糖药的降糖作用，同时可能掩盖低血糖的症状，故冠心病患者联合应用这些药物时应密切监测血糖，有心悸、乏力、出汗、视物模糊等症状时注意监测测血糖水平，必要时予以加餐。强心药物地高辛有80%～85%以原形从肾脏排出，有糖尿病肾病、肾功能不

全的患者，药物的血药浓度可能高于肾功能正常者，应注意定期监测地高辛的血药浓度，防止发生地高辛中毒。糖尿病合并高血压患者的血压控制目标为＜130/80mmHg，如有冠心病应控制到＜120/80mmHg。降压药可首选血管紧张素转换酶抑制剂（ACEI类）或血管紧张素Ⅱ受体拮抗剂（ARB类），既可降低血压，又可减少尿蛋白。应用时需定期监测肾功能。

综合治疗中，血脂的控制也是非常重要的，建议合并冠心病的糖尿病患者低密度脂蛋白控制在＜1.8mmol/L。他汀类降脂药有显著降低低密度脂蛋白的作用，为冠心病患者的常用药，服用此类药物时，应注意监测肝功能及肌酶。

总之，糖尿病合并冠心病患者的治疗应包括多方面，建议在内分泌科和心内科医生的共同指导下，科学地控制饮食，对于服用的降糖药物和降脂、降压药物，要兼顾糖尿病和心脏病，以及药物的安全性多个方面，并应注意药物间的相互作用，以保证药物使用安全及合理。

（许建萍　肖新华）

24 胰岛素笔无痛注射秘籍

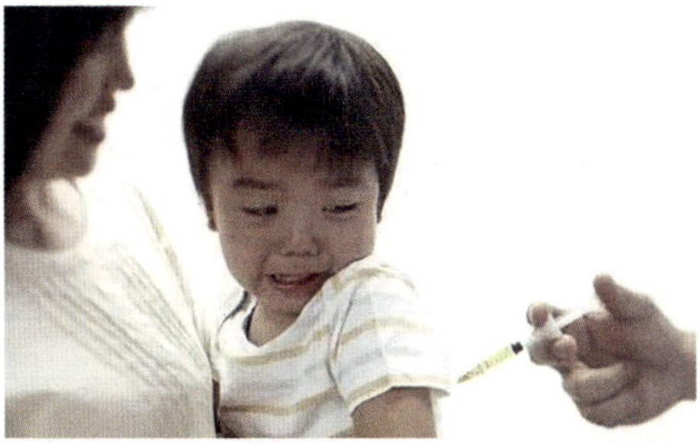

这样的打针场景，恐怕是我们每个人小时候都很害怕的。而对于注射胰岛素的糖尿病患者来说却是每天都要经历的。既然胰岛素是必须注射的，那么我们就想办法把疼痛减到最低。本文是我科糖尿病专科护士经过多年工作总结的一些经验，仅供大家参考，如果可以帮助到您，哪怕只是减少一点疼痛也是我们感到非常欣慰的事。

一、首先要过心理关

提到注射胰岛素，一般人恐怕都会有抗拒或者害怕的心理，但是既然我们需要这种治疗方式，就要从心理上接受。注射胰岛素其实很安全，在国内已经有很长时间的历史。市面上在售的胰岛素笔有很多品牌，但是殊途同归，使用方法都是相似的（图1）。胰岛素笔是一种类似于钢笔形状的注射装置，只要按照说明安装好针头和笔芯就可以很方便地注射了，并且胰岛素笔便于携带和安装，解决了一部分人会怕其他人知道的心理。注射胰岛素不是难事，我们首先要建立信心。

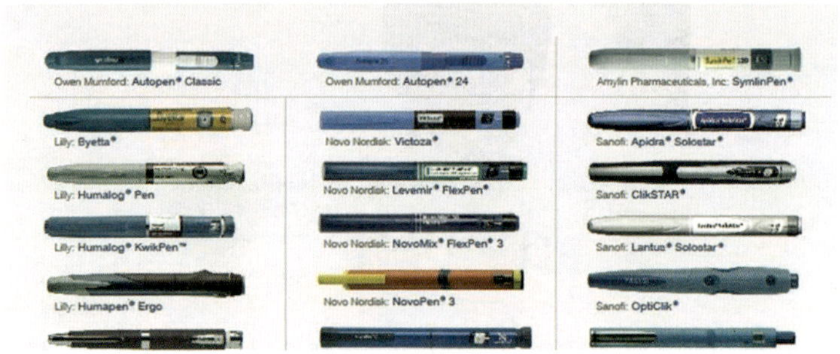

图1　种类繁多的胰岛素笔

二、注射部位的选择和轮换

许多患者只知道注射上臂外侧，其实大家只要知道胰岛素注射属于皮下注射，可以注射的部位按照吸收顺序可以分为腹部、上臂外侧、臀部和大腿外侧。注射部位的轮换非常重要，可以减少一个部位多次注射的疼痛感以及皮下硬结和瘢痕的形成。针对这种情况，我总结了“大轮换”和“小轮换”原则。“大轮换”即每周选择一个部位进行轮换：依次按照腹部、上臂外侧、大腿外侧和臀部顺序。也就是说一个注射部位使用至少间隔3周。“小轮换”即在同一个注射部位，比如腹部，大致分为四个区域，如左上、左下、右下、右上，每次注射选择其中一个区域，每个注射点最少间隔1cm（图2）。每周可以使用一个区域，按照顺时针顺序轮换。

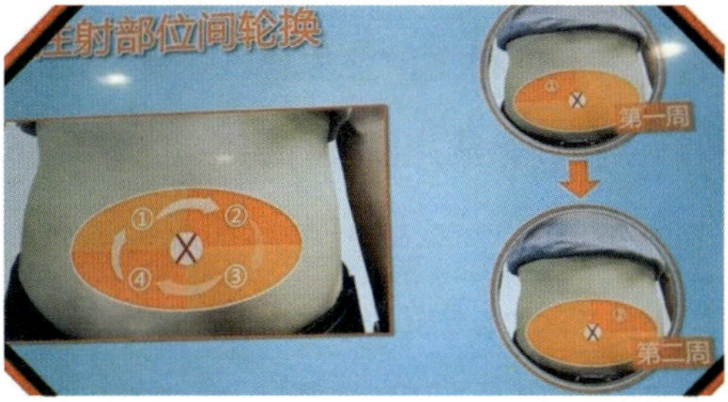

图2　胰岛素注射部位

在这里需要注意的是，腹部注射时要避开脐周2cm，上臂要选取肩以下一拳和肘以上部位。

三、注射时避免疼痛的小技巧

1. 每次注射之前检查注射部位的皮肤，用手指按压注

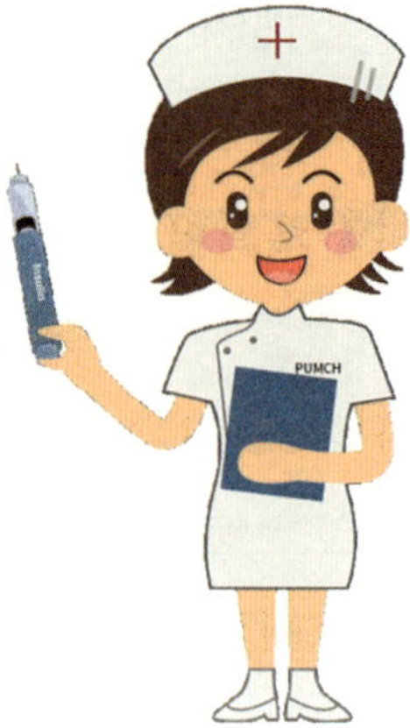

射部位皮肤，看是否有硬结，增生或者瘢痕，按压疼痛等。遇到以上情况，可以更换注射部位，用温水毛巾湿敷硬结部位，帮助局部皮肤恢复。

2．更换笔芯和注射之前要先排气，针尖向上，拧1～2个单位的胰岛素，针尖滴出液体代表空气排出。

3．注射时先用75%乙醇消毒局部皮肤，棉签由内向外旋转消毒，等待乙醇干燥的时候可以检查胰岛素笔，拧螺旋架到自己需要的单位刻度。注射时，胰岛素针尖与皮肤呈90度进针。如果患者过于消瘦，尽量选用4mm针头，并且用拇指、示指、中指同时捏起皮肤，避免肌内注射。针头粗细用英文字母G表示，G前面的数值越大，代表针头越细，如31G比30G更细一些。针头的长短，用毫米（mm）表示。目前，最常用的是4mm/5mm/6mm针头。

4．推药时要均匀用力，不要过快，由于胰岛素笔装置的设计，推完后药后停留10秒以上，所有的药液才会完全进入皮下。

四、儿童注射胰岛素的注意事项

儿童的皮下脂肪比较少，应当注意使用4mm针头，注射时捏起皮肤可以避免注射入肌肉层。还应该引起重视的是，儿童活动量大，注射后不要马上活动注射部位肢体。

五、注射后尖锐物品的处理

居家注射时，每次注射胰岛素应该更换针头，每次废弃的针头置于易拉罐等不易刺破的小瓶子中，随诊时可以带到医院交给护士处置，不要随意丢弃，避免二次针刺伤。

（何　芳）

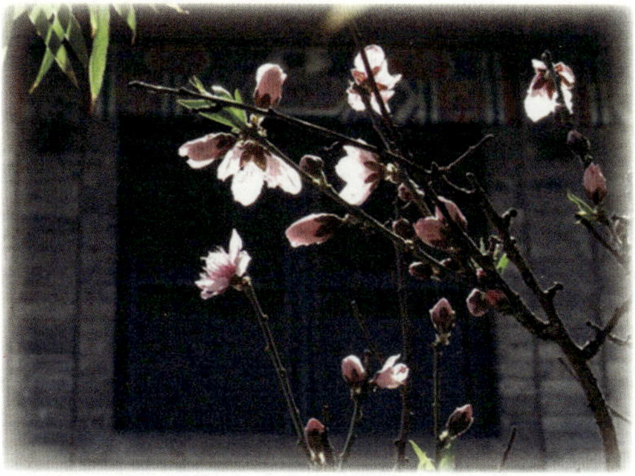

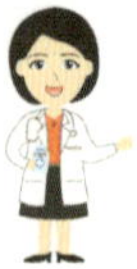

25 走近胃肠激素
——低调的奉献者

身体健康运作离不开体内激素的辛勤劳作。下面为大家介绍一群一直在为我们的健康默默奉献的新朋友——胃肠激素。大家一定会有很多的疑问，胃肠道明明属于人体的消化器官，竟然还会兼具内分泌作用？是的，胃肠道能够分泌多种激素，对人体发挥重要作用，让我们走近胃肠道分泌的激素（图1）。

一、您知道胃肠道能够分泌哪些激素吗？

1902年，英国两位生理学家贝利斯（Bayliss）和斯塔林（Starling）发现了促胰液素（secretin），翻开了人类对“体内产生的对生命活动具有重要调节作用物质”认识的新篇章。3年后斯塔林将这类物质命名为“激素（hormone）”，并发现了其通过血液循环传递的作用方式，建立了“内分泌”这个概念。而促胰液素就是胃肠道生产的重要的内分泌激素之一。

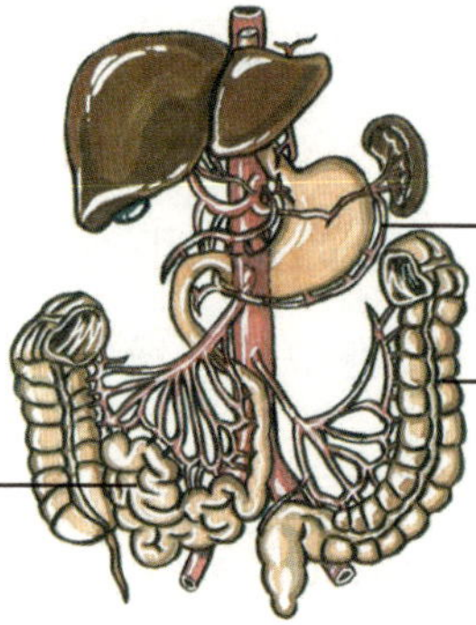

图1　胃肠道结构示意

随着研究的深入，目前已发现有30多种激素基因在胃肠道细胞中表达，100多种激素活性肽从胃肠道释放，这些激素参与胃肠蠕动、分泌、吸收、生长发育和免疫等诸多病理生理过程。根据其化学结构特征，胃肠激素可分为八大家族，即促胰液素家族、促胃液素家族、速激肽家族、Ghrelin家族、胰多肽家族、生长抑素族、生长因子家族、阿片肽家族。胃肠道已成为我们目前已知的体内最大的激素生产器官，且有多种激素或其类似物已经或正在被开发用于多种疾病的诊断和治疗。

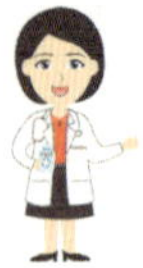

二、您知道胃肠道分泌的激素有哪些重要功能吗？

胃肠道激素种类繁多，我们带大家初步认识一下胃肠激素家族手中的几个代表性的“法宝”吧！

1．促胃液素　人体内绝大部分促胃液素是由胃壁的一种被称为“G细胞”的内分泌细胞产生的。其他部位虽然也可以产生促胃液素，但与G细胞相比，它们的产量是“微不足道”的。在我们进食的过程中，伴随胃内pH值升高，促胃液素会悄悄从G细胞中“逃逸”出来，遛进胃肠道，刺激胃酸和胃蛋白酶原分泌，营养胃肠道黏膜，促进胃肠道蠕动，有利于食物的消化和吸收。伴随胃酸增加，促胃液素的分泌也会被抑制。

2．缩胆囊素　主要由散在分布在小肠上部的内分泌细胞产生，也可由中枢神经系统和支配肠道的周围神经分泌。顾名思义，缩胆囊素是引起胆囊收缩的主要激素。与多数胃肠道激素一样，进食会引起它的分泌。其中主要促进缩胆囊素释放的是脂肪和蛋白质的摄入，而糖类对其影响不大。缩胆囊素还能够延迟胃排空，减少食物摄入并产生饱腹感，限制进食量。

3．促胰液素　是人类第一个发现的激素。在胃肠道中主要由小肠S细胞产生。酸性食物进入胃肠道后可刺激促胰液素的分泌。促胰液素释放后会与分布在胰管及胰腺腺泡细胞的受体结合，从而促进胰液及碳酸氢盐分泌，中和肠道内的酸性食糜，加强缩胆囊素和乙酰胆碱刺激酶分泌的作用，促进食物的消化吸收。

4．生长抑素　是一种生长抑制激素，Brazen等1973年从动物下丘脑中发现。生长抑素广泛分布于人体各个组织器官，其中皮质、下丘脑、脑干及脊髓等神经组织中尤其丰富。胃肠道和胰腺中也富含生长抑素，通过具有旁分泌和内分泌作用的D细胞和神经系统产生。膳食摄入和胃酸分泌会促进D细胞分泌生长抑素增加，作用于周围神经系统和外周器官，减少内分泌腺和外分泌腺的分泌及血流，降低胃肠道活动和胆囊收缩，并抑制大部分胃肠激素的分泌。基于生长抑素的生理作用，目前生长抑素及其类似物已被广泛应用于神经内分泌肿瘤的诊断和治疗当中，也可作为消化道出血和急性胰腺炎的有效治疗药物。

5．胰高血糖素样肽1（GLP-1）　是小肠L细胞在营养素刺激下分泌的一种激素。GLP-1虽然由小肠细胞分泌，但是它的受体遍布全身，包括胰腺、胃黏膜、肾、肺、心脏、皮肤、免疫细胞和下丘脑。GLP-1作用广泛，在人体的代谢过程中发挥重要作用。GPL-1在体内主要作用是刺激葡萄糖依赖性胰岛素释放，减缓胃排空，抑制不适当的餐后胰高血糖素释放，抑制食欲，减少食物摄入量。GLP-1受体激动剂是GLP-1的类似物，在临床中已被成功用于2型糖尿病和肥胖症的治疗。其治疗2型糖尿病特点很多：疗效高、无低血糖反应，可减轻体重，减少动脉粥样硬化事件发生，减轻蛋白尿，延缓慢性肾脏病进展。对于有减肥需要或血糖控制不佳的2型糖尿病患者，可考虑接受GLP-1受体激动剂。GLP-1受体激动剂的副作用主要是恶心、呕吐和腹泻，但消化道的不良反应一般在一段时间后可以逐渐耐受，需要皮下注射治疗。当与已知可导致低血糖的糖尿病药物（如胰岛素、磺脲类、格列奈类）联用时有发生低血糖的风险，因此需要按医嘱调整药量，并注意监测血糖水平。

三、您了解胃肠激素相关的常见神经内分泌肿瘤有哪些吗?

1. 促胃液素瘤　是可分泌促胃液素的消化系统神经内分泌肿瘤。90%促胃液素瘤位于促胃液素瘤三角（图2）。促胃液素的分泌虽然会帮助食物消化，但是分泌过多也会导致疾病的发生。过多的促胃液素可导致胃酸分泌过剩，引起反复的消化系统溃疡，常表现为腹痛（75%）；还会导致长期慢性腹泻（73%）。如果反复出现消化性溃疡，伴有腹泻或其他内分泌系统疾病，要警惕促胃液素水平升高，需及时完善相关检查。促胃液素升高与胃类癌相关，并且与结肠、胰腺肿瘤发生密切相关。但是如果长期使用质子泵抑制剂（PPI），如奥美拉唑等，那么促胃液素升高可能会与PPI应用相关。如果结合病情需要准确评估促胃液素水平，建议停用PPI 2周后再去检查。

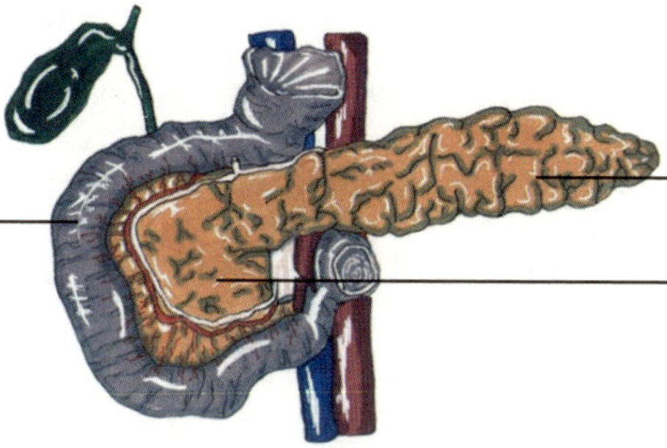

图2 促胃液素瘤三角

该三角区包含胰头和十二指肠包绕胰头的C形部分

2. 生长抑素瘤 是罕见的神经内分泌肿瘤，多见于50岁以上者，无明显性别差异。大约55%的生长抑素瘤发生在胰腺，其余发生在十二指肠壶腹部及壶腹周围区域，偶尔发生在肠道其余部位及肝脏。大约75%的生长抑素瘤为恶性，70%～92%会出现转移。生长抑素瘤最常表现为腹痛和体重减轻。发生在十二指肠的生长抑素瘤更易表现出腹痛、梗阻性黄疸和消化道出血。

以上是两种常见的根据肿瘤分泌激素功能进行分类的胃肠道神经内分泌肿瘤。总体而言，起源于胃肠道的神经内分泌肿瘤相对少见，好发部位主要分布于直肠（63%）、胃部（26%）（图3）。基于肿瘤分化程度，神经内分泌肿瘤可分为高分化和低分化，其中高分化预后较好，5年总生存率可达7%，但低分化者预后差。根据神经内分泌肿瘤相应的临床表现，血液检查特异指标如促胃液素、生长抑素水平明显升高，结合影像学相关的检查，如计算机体层扫描（CT）、磁共振成像（MRI）或者PET-CT一般可对胃肠道神经内分泌肿瘤进行初步诊断。诊断金标准仍需依靠组织病理检查。治疗方面，手术治疗是首选，对于已有转移或术后复发的患者，可以选用生长抑素、药物化疗、分子靶向治疗。具体方案仍需根据患者病情进行个体化治疗，但是早期诊断仍是根治肿瘤、改善预后的关键。

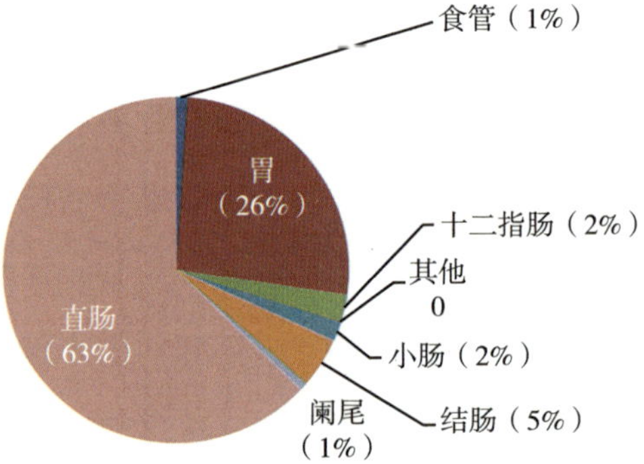

图3　神经内分泌肿瘤分布

（吕　璐　平　凡）

参　考　文　献

[1] Rehfeld JF. Gastrointestinal hormones and their targets [J]. Adv Exp Med Biol, 2014, 817: 157-175.

[2] Jensen RT, Fraker DL. Zollinger-Ellison syndrome. Advances in

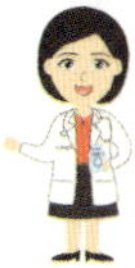

treatment of gastric hypersecretion and the gastrinoma [J]. JAMA, 1994, 271: 1429.

[3] Zerbib F, Bruley Des Varannes S, Scarpignato C, et al. Endogenous cholecystokinin in postprandial lower esophageal sphincter function and fundic tone in humans [J]. Am J Physiol, 1998, 275 (6): G1266.

[4] Desai AJ, Dong M, Harikumar KG, et al. Cholecystokinin-induced satiety, a key gut servomechanism that is affected by the membrane microenvironment of this receptor [J]. Int J Obes, 2016, Suppl 6: S22.

[5] Rosenstock J, Fonseca VA, Gross JL, et al. Advancing basal insulin replacement in type 2 diabetes inadequately controlled with insulin glargine plus oral agents: a comparison of adding albiglutide, a weekly GLP-1 receptor agonist, versus thrice-daily prandial insulin lispro [J]. Diabetes Care, 2014, 37: 2317.

[6] Tang LH, Basturk O, Sue JJ, et al. A Practical Approach to the Classification of WHO Grade 3 (G3) Well-differentiated Neuroendocrine Tumor (WD-NET) and Poorly Differentiated Neuroendocrine Carcinoma (PD-NEC) of the Pancreas [J]. Am J Surg Pathol, 2016, 40 (9): 1192.

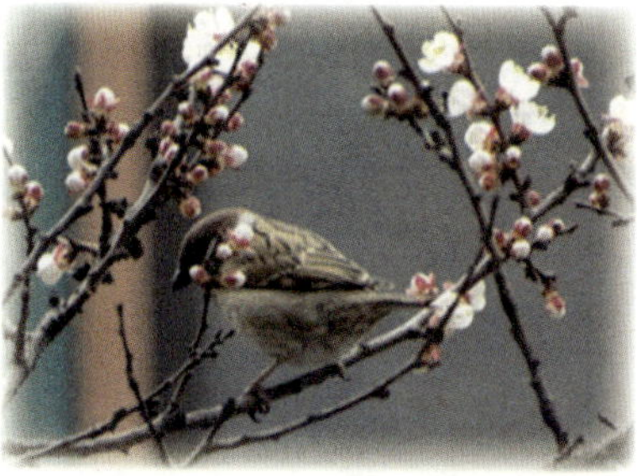

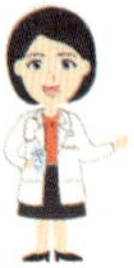

26 您了解高尿酸血症吗

老王今年去体检，医生告诉他血尿酸水平升高，老王很纳闷，以前听说高尿酸容易得痛风，自己从没有痛风发作过，也没有任何不舒服，尿酸咋还高了呢？高尿酸会对自己的身体产生啥危害吗？要不要治疗呢？不知道你会不会也存在这些疑问，带着这些问题，我们来简单了解一下高尿酸血症吧。

一、什么是高尿酸血症?

既往将高尿酸血症定义为：正常嘌呤饮食下，非同日两次血尿酸水平男性＞420μmol/L，女性＞360μmol/L。因尿酸盐在血液中的饱和度不分男女均为420μmol/L，超过该浓度后尿酸盐可结晶析出，沉积于关节腔或其他组织，进而造成相应组织、器官的功能损害。2017年中国高尿酸血症专家共识中，将高尿酸血症的界值重新定义为：血尿酸水平＞420μmol/L（不分男女）。

二、为什么会出现高尿酸血症？

想了解高尿酸血症的原因，需要先大致了解尿酸在体内的代谢：尿酸是嘌呤类化合物的代谢产物，其来源包括两个方面，一方面来自饮食摄入，另一方面来自内源性生成，后者占85%～90%。尿酸的排泄也包括两个部分，一部分经肾脏排泄（2/3），其余由消化道排泄（图1）。正常情况下，体内尿酸的生成和排泄保持平衡，如果尿酸来源增加，或者排泄减少，均可产生高尿酸血症。

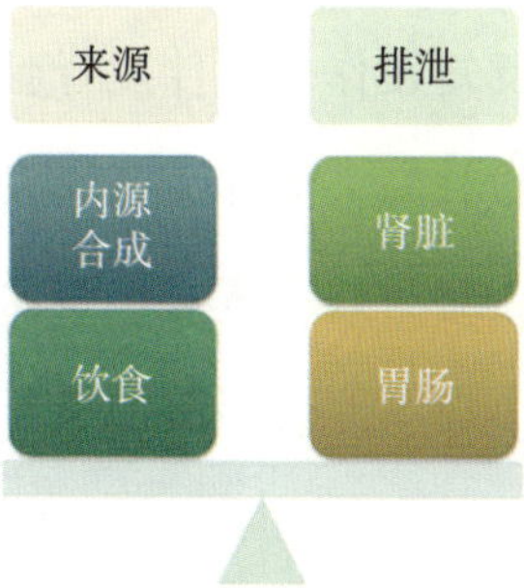

图1　尿酸的来源与排泄途径

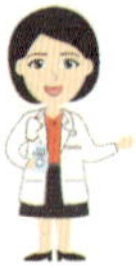

三、中国高尿酸血症的患病情况如何？

据2007～2011年一项全国范围的调查研究显示，高尿酸血症在中国成年人群的患病率为13%，其中男性患病率（18.5%）高于女性（8.0%）。高尿酸血症的流行呈现逐年增高的趋势，且有一定的地域差异：南方及沿海经济发达地区的患病率较其他地区更高，这可能与饮食摄入高嘌呤的海产品、动物内脏、肉类及大量饮啤酒相关。此外，高尿酸血症的患病率随年龄增加而增高。但近年来也发现高尿酸血症患病人群有年轻化趋势。

四、高尿酸血症有哪些危害？

我们都知道，高尿酸血症与痛风密不可分，痛风是尿酸盐结晶沉积于关节腔导致的急性关节炎或慢性痛风石，急性痛风性关节炎可反复发作，可伴发肾脏疾病。但相当一部分人群血尿酸水平虽升高，但并无痛风发作，这种无痛风发作的高尿酸血症是否对身体有害、是否需引起重视呢？答案是肯定的，高尿酸血症不但可引起痛风发作，还与多种疾病相关，包括2型糖尿病、高血压、冠心病、肾结石、尿酸性肾病、脑卒中等，并且是这些疾病发生发展的独立危险因素（图2）。

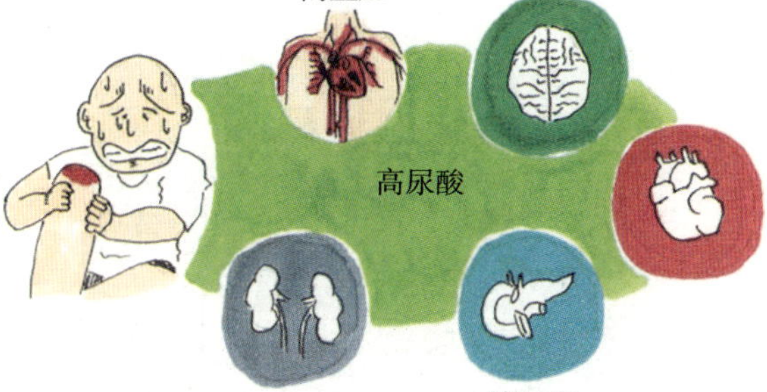

图2　高尿酸血症与多种疾病相关

五、高尿酸血症与2型糖尿病

我们来重点了解一下高尿酸血症与2型糖尿病的关系：两者关系密切、相互促进，其中间桥梁是胰岛素抵抗：高尿酸血症可通过全身性作用及对细胞的直接作用，导致胰岛素抵抗；胰岛素抵抗可增加肾脏对尿酸的重吸收，导致高尿酸血症。而2型糖尿病患者通常存在胰岛素抵抗，因此高尿酸血症与胰岛素抵抗及2型糖尿病互为因果，相互促进。此外，国内外也有多项研究证实，高尿酸人群胰岛素抵抗、糖尿病前期及糖尿病的患病率均显著增加；血尿酸水平每升高59.5μmol/L，2型糖尿病发生风险增加17%。血尿酸水平较高人群的胰岛B细胞功能较尿酸水平较低人群下降更快。高尿酸血症还增加2型糖尿病慢性并发症的发生风险，包括大血管并发症、神经系统并发症、肾脏并发症等。因此，2型糖尿病人群更需提高对高尿酸血症的重视。

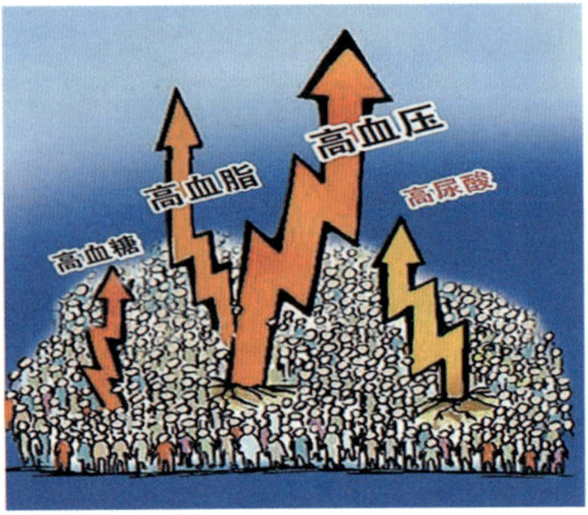

六、高尿酸血症要不要治疗？

我们已经知道，高尿酸血症与多种代谢疾病密切相关，并可造成多种靶器官功能损害，那么降尿酸治疗患者能否获益呢？研究发现，降尿酸治疗可以改善糖尿病患者的胰岛素抵抗，并改善2型糖尿病患者的肾功能，减少冠心病及心力衰竭的发生风险，降低全因死亡风险。因此，高尿酸血症应早发现、早治疗。

七、无症状的高尿酸血症何时开始治疗？治疗建议及目标如何？

根据2017年中国高尿酸血症最新指南，无痛风发作的高尿酸血症，若合并以下任意一项，且血尿酸＞480μmol/L，即应开始治疗：糖耐量异常或糖尿病、高血压、冠心病、心功能不全、血脂异常、肥胖、脑卒中、尿酸性肾结石或肾功能损害。治疗目标是将血尿酸水平控制＜360μmol/L，同时还应积极控制高血糖、高血压、血脂异常等代谢并发症。

八、饮食应如何控制？

高尿酸血症患者常被医生叮嘱需要低嘌呤饮食，我们前文也提到，尿酸是嘌呤的代谢产物，一部分是来自于食物摄取，所以高尿酸血症的患者一定要注意避免摄入高嘌呤食物。那么哪些食物是能吃的？哪些食物是不能吃的呢？请参阅下表。

表　高尿酸血症患者饮食建议

饮食建议	食品种类
鼓励食用	蔬菜；低脂、脱脂奶及其制品；鸡蛋
限制食用	牛肉，羊肉，猪肉，富含嘌呤的海鲜；调味糖，甜点，调味盐（酱油、调味汁）；红酒，果酒
避免食用	果糖饮料；动物内脏；黄酒，啤酒，白酒

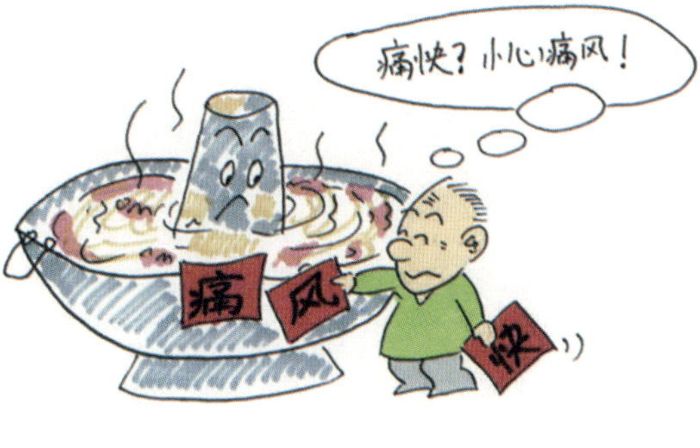

由此可见，高尿酸血症是常见的代谢性疾病，具有多重危害，建议在医生指导下，进行科学的低嘌呤饮食，并接受适当的药物治疗，以减少疾病的危害。

（马明磊　李玉秀）

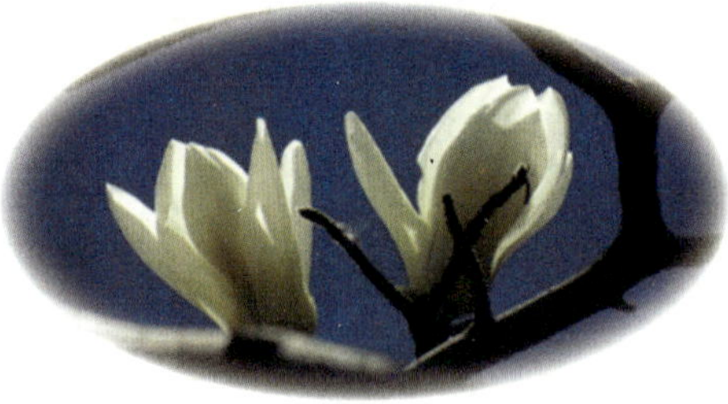

性 腺 篇

27 卵巢自白书

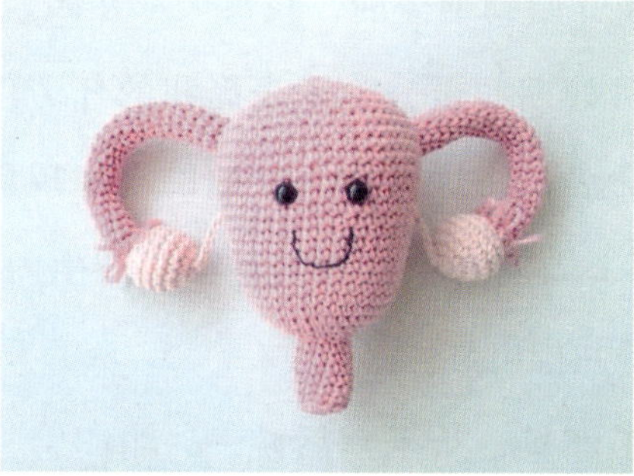

一、我是谁？我在哪？

哈喽！大家好，我叫卵巢，是一对双胞胎，住在广大妇女的盆腔。我被悬吊于子宫的侧后方。我的任务是产生女性激素和排卵。由于长期排卵导致表面凹凸不平。我的体积有一个橄榄的个头（育龄期卵巢约12ml），随着衰老会缩小到杏仁大小。

二、我有啥用?

女性所有的特征是由我分泌的激素维持的。在下丘脑-垂体的领导下，我主要分泌雌激素、孕激素和少量雄激素。我负责完成青春期发育、月经来潮和排卵。这些激素就相当于单位的一线人员，是不可或缺的主力军。没有这些激素，丰乳肥臀的女人外形就会消失，生殖发育更无从谈起。此外，我还分泌多肽激素和生长因子。

从青春期开始到绝经前，我每天都在兢兢业业地工作，确保月经每月如期而至。为了表彰我的任劳任怨，医学界以我的名字命名，将这种周而复始的规律现象称之为“卵巢周期”。每个周期我主要做两件事：产生内分泌性激素，对外产生卵子并排出。

卵子出了卵巢，从子宫后院——输卵管，缓缓走向子宫，等待受精。精子从子宫前门口涌入，奋力向子宫后方的两扇侧门跑去，并进入输卵管。只有进对门且一马当先的精子“先生”才有机会和等待在输卵管壶腹部的卵“小姐”喜结连理，并在此处度过一段幸福时光。然后带着数百个细胞的庞大家族又迁回子宫居住。妊娠10周后，我就把这分泌雌激素的重任移交给一个名叫胎盘的小弟了。此

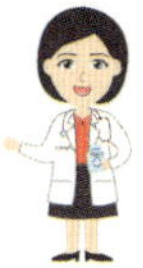

外，雌激素还能促进并维持女性第二性征，保持阴道酸性环境抑制细菌的繁殖，保留体内水分，降低胆固醇，促进骨健康，减少心血管疾病，预防大脑功能减退。

三、谁来调控我的功能？

我的直系领导是下丘脑-腺垂体。青春期开始后，下丘脑命令垂体释放促性腺激素，驱使我合成雌激素，促进卵泡发育。雌激素达到一定水平之后，就会与垂体激素共同诱导排卵过程。

另外，我很脆弱，年龄是生育能力的重要影响因素，35岁后卵巢储备功能呈下降趋势。过度减肥导致雌激素合成所需的原料不足、精神状态不佳、不良生活习惯所造成的非自然闭经，反过来抑制排卵功能。遗传因素、初潮年龄、不同病毒感染引起的炎症等也会影响我的功能。医源性因素如放疗、化疗、盆腔手术可能导致卵巢功能的衰退。还有些宫斗剧中用的毒物斑蝥、河豚内脏毒素，具有生殖系统毒性，日常生活中需要警惕。

四、卵巢疾病是怎么回事？

在内分泌科，主要有以下疾病与我相关。

1. 闭经　指无月经或月经停止，分为原发性和继发性。前者指女性到了15岁及以上仍无月经初潮；后者是指既往月经规律的女性停经超过6个月，或既往月经不规律的女性停经超过原有的3个周期以上。

2．多囊卵巢综合征　一种卵泡发育障碍为主的多病因、多症状疾病，临床表现包括月经周期不规律、多毛、肥胖、胰岛素抵抗和不孕。

3．围绝经期综合征　妇女绝经前后由于性激素减少所致的一系列躯体及精神心理症状，临床表现为月经紊乱、潮热、心悸、眩晕、失眠、头痛、情绪波动大、记忆力减退等。

4．早发型卵巢功能不全　女性在40岁之前发生月经紊乱（如停经或月经稀发），激素检测提示卵巢功能差。停经或月经稀发4个月，间隔＞4周连续两次FSH＞25U/L可以诊断。

5．女性性早熟　即女孩在8岁前出现第二性征发育或在10岁前月经来潮。其背后的病因复杂，不积极治疗可能影响患儿的成年身高和心理健康。

6．特纳（Turner）综合征　又称先天性卵巢发育不全综合征，由于体细胞中一条X染色体部分/完全缺失或者结构异常所致。患者常表现为闭经、身材矮小、骨骼发育异常等。

我的名字叫卵巢。总之，希望大家多多了解我、时时关爱我，预防各种内分泌疾病，让我陪伴每位女性健康怡然度过每个春秋！

（季　文　王　曦　伍学焱）

参　考　文　献

[1] Klein NA, Battaglia DE, Miller PB, et al. Ovarian follicular development and the follicular fluid hormones and growth factors in normal women of advanced reproductive age [J]. J Clin Endocrinol Metab, 1996, 81 (5): 1946-1951.

[2] Sherman BM, Korenman SG. Hormonal characteristics of the human menstrual cycle throughout reproductive life [J]. J Clin Invest, 1975, 55 (4): 699-706.

[3] Ehrmann DA. Polycystic ovary syndrome [J]. N Engl J Med, 2005, 352 (12): 1223-1236.

[4] Bates GW Jr. Is hope on the horizon for premature ovarian insufficiency? [J]. Fertil Steril, 2018, 109 (5): 800-801.

[5] 刘珊，师子娟. 妇女年龄和卵巢储备与反应的关系 [J]. 生殖医学杂志，2016，10：879-883.

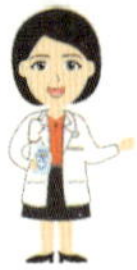

28 男性精力的“源泉”
——睾丸

各位朋友，您对于我国古时宫廷太监的故事肯定不会陌生。一般来说，这些人皮肤白皙，没有喉结，说话时音调高尖，不长胡子。当然最重要一点，他们都失去了生育能力，这是因为他们最为核心的男性内分泌腺体——睾丸被切除所致。作为男性，您对睾丸了解有多少呢？让我们一起来聊一聊这个话题。

一、睾丸的结构和功能是怎样的？

睾丸呈椭圆球形，正常成年男性的每个睾丸体积为15～25ml，与橄榄大小相似。男性的两枚睾丸分别独立位于左右侧阴囊内。它是实质性腺体器官，外层面有坚韧结实的睾丸白膜包裹（图1）。实质性组织主要由睾丸小叶组成，就像橘子瓣一样排列在睾丸内，每个小叶内含有2～4条细长迂曲的曲细精管，正是产生精子的地方。而曲细精管之间的缝隙中存在着间质细胞，就是睾丸产生睾酮的地方（图2）。

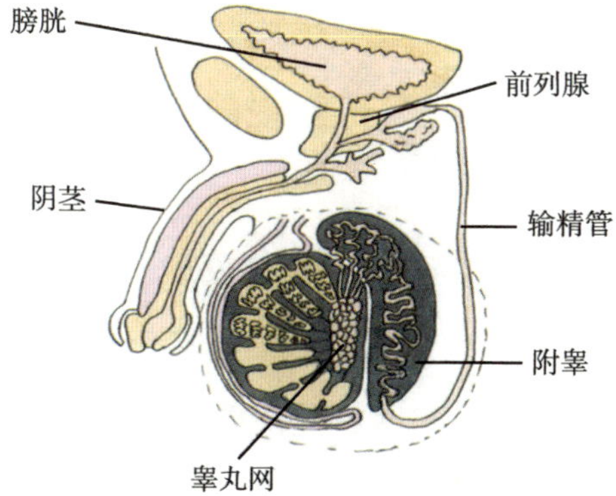

图1　男性生殖系统

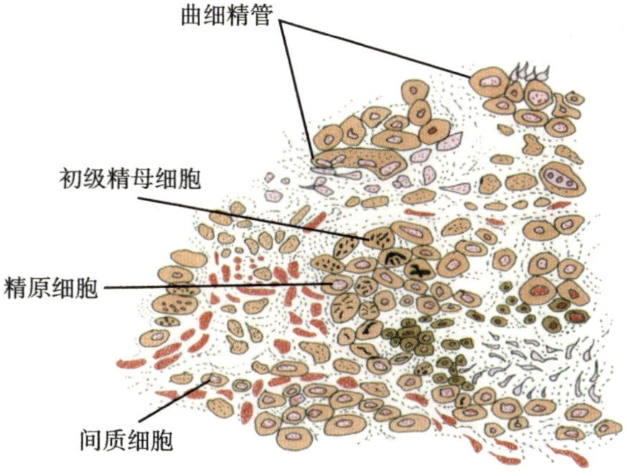

图2　睾丸局部结构示意

男性体内雄激素主要是睾酮，它是维持男性特征和功能最重要的激素。男性体内95%的雄激素都来源于睾丸，其余5%来源于肾上腺等睾丸外组织。

由上可知，睾丸最重要的功能就是产生精子及分泌雄激素。此外，它还对保持成熟男士雄性体型外观，第二性征自我认同以及自信产生很大的潜在作用。

二、睾酮的作用是什么?

睾酮的作用广泛，主要有以下方面。

1. 对胚胎性别分化的影响　睾酮并不是在青春期才开始分泌的。当胎儿还在母亲子宫里的时候，最早男女两性并无二致，但随着睾丸开始工作，分泌了大量睾酮及其下游产物（双氢睾酮），才诱导胚胎向男性方向发育，最终形成输精管、前列腺、阴茎、阴囊等结构。出生后约半年内，男性的睾丸逐渐开始了为期数年的休眠。

2. 促进男性第二性征发育　青春期，睾丸再次被唤醒，随着睾酮水平增加，阴茎长大。男性特有的性征出现，如出现胡须和喉结，声音低沉，骨骼增粗，肌肉发达，面部五官也更有棱角。睾酮可促进蛋白质合成，促进肌肉生长，减少脂肪组织。睾酮还能够促进男性骨骼生长（图3）。

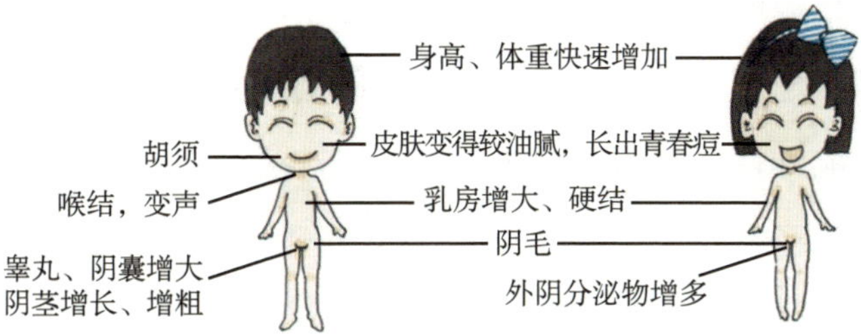

图3　青春期的表现

3．维持男性性功能　男性的性欲就是大脑在睾酮的作用下产生的，同时正常的勃起功能也有赖于足够的睾酮水平。

4．促进生育功能　曲精小管内的精子逐渐形成。精子的外形像小蝌蚪。在性生活过程中，射精后排出的小蝌蚪，向前游动，与卵子相遇，就会妊娠。

三、睾酮的分泌受到哪些调节？

睾酮的分泌主要受到下丘脑-垂体-睾丸轴的调节（图4）。青春期开始后，下丘脑作为内分泌系统的司令部，即开始通过脑垂体这一“传令官”向睾丸发号施令，睾丸开始工作。垂体位于大脑的中央部位，它的号令是如何传达到睾丸的呢？它通过远程电报，遥控睾丸产生雄激素和精子。垂体分泌黄体生成素和卵泡刺激素这两种激素，随着血液到达睾丸。同时睾丸分泌的激素，也会反过来向垂体和下丘脑传达信号，随时汇报目前的工作业绩，即负反馈。正是由于下丘脑、垂体和睾丸之间的相互沟通，使得睾丸的功能维持在适当的状态，不至于产生过多或者过少的雄激素，睾酮水平也就被牢牢地掌控在适当的范围之内。

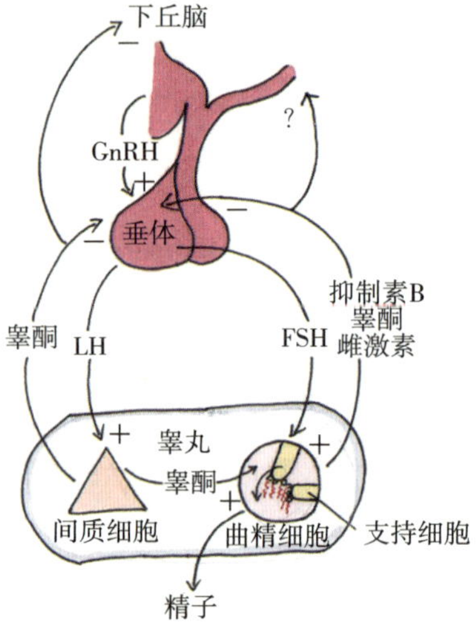

GnRH：促性腺激素释放激素；LH：黄体生成素；FSH：卵泡刺激素；＋：促进；－：抑制

图4 下丘脑-垂体-睾丸轴模式

四、什么是性腺功能减退症？其病因有哪些？

男性性腺功能减退症是指睾丸功能减退，即精子产生障碍和/或睾酮产生不足。这些异常可由睾丸疾病导致（原发性性腺功能减退症），或由下丘脑或垂体疾病引起（继发性性腺功能减退症）。背后的原因复杂多样，需要医生的专业评估。但无论什么原因导致的性腺功能减退，由于均涉及体内睾酮水平低下，因此都有着相似的临床表现。

正如前面所述，睾酮在生命不同时间段有不同的作用，因此睾酮缺乏引起的临床表现与患者年龄相关。如果子宫内的男性胎儿缺乏雄激素，会出现生殖器畸形，如尿道下裂、阴茎短小、隐睾等。如果疾病发生于青春期或青春期前，则会表现为青春期延迟。到了发育年龄，男孩仍然表现性幼稚。成年男性睾酮水平低下会出现一系列症状，如性欲减退、勃起困难、精力减退、易疲劳、注意力不集中、情绪低落、失眠、肥胖等。长期的睾酮低下是导致青中年男性骨质疏松的最主要原因（图5）。常有男性患者因为反复骨折来医院就诊，绝口不提性功能减退等症状，而有经验的医生还是能够通过检查发现这一“难以启齿”的病因。

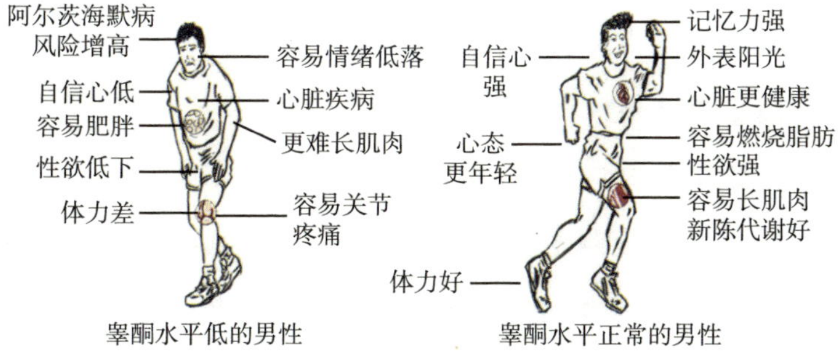

图5　睾酮水平降低引发的多重症状

五、补充睾酮有什么好处？有哪些注意事项？

对于明确的男性性腺功能减退症患者，补充睾酮可以维持男性特征和正常完成性生活的能力。对于睾酮分泌正常的男性而言，外源性给予睾酮，会让垂体误以为睾丸已经产生了大量的产品，会暂时给睾丸“放假”，因此睾丸产生精子会减少。停止补充雄激素后，睾丸产生精子的功能，可逐渐恢复。

对于有生育需求的继发性性腺功能减退症男性，直接补充睾酮达不到促进生育的目的。注射具有LH和FSH作用的促性腺激素，或脉冲式GnRH泵治疗，可模拟垂体的刺激作用，让休息的睾丸重新开始工作，达到一举两得的目的。

六、睾酮是否可以用于抗衰老？

随着人均寿命的延长，当代社会很多老年人对生活质量的要求也越来越高，他们希望拥有和年轻人一样的体型、精神面貌和性能力，而睾酮被认为是保持年轻的“源泉”。

目前有部分中老年男性通过补充睾酮抵抗衰老。不恰当的睾酮补充就属于滥用，这不仅增加患者的经济负担和健康风险，也掩盖了其他病情。研究表明，睾酮水平在50岁后会逐步缓慢下滑（图6），但并不会出现如女性绝经期的断崖式下降。目前不建议对睾酮水平正常的老年男性补充睾酮抵抗衰老。

对于存在性功能障碍且睾酮水平低下的患者，可以在医生指导下，需充分权衡利弊，考虑是否补充，并由临床医生对疗效和安全性进行定期评估与随访。

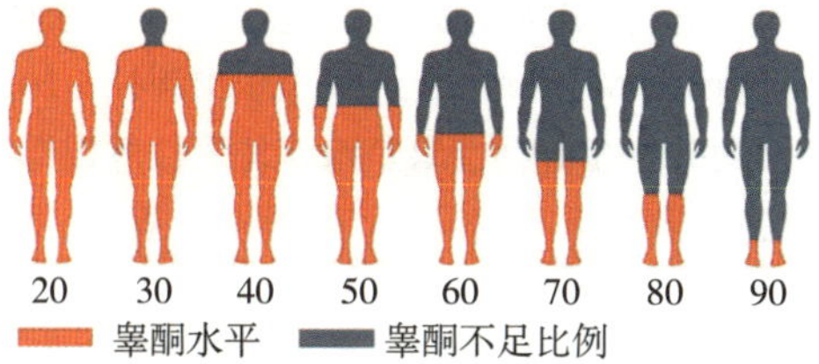

图6　男性睾酮产生水平随年龄变化情况

因此，是否需要补充睾酮应当在医生的指导下进行。生活中，有些人自作主张，轻率地滥用睾酮，并不一定能够带来获益。除了对精子的抑制作用之外，过量的睾酮还可能引起红细胞增多、男性乳房发育，加重睡眠呼吸暂停等。如果自己买来睾酮当作“保健品”“春药”或者“增肌剂”来用，都可能带来些风险。

睾丸是男性体内重要的内分泌器官，主要作用就是分泌睾酮、生成精子。睾酮除了维持男性体貌特征、性功能和生育能力外，对于骨骼、肌肉、脂肪都有着不可或缺的作用，因而对于睾酮水平降低的男性，应在医生指导下，酌情适当补充睾酮治疗，并且要定期随访，评估治疗的效果与安全性。

（黄奇彬　王　曦　伍学焱）

参 考 文 献

[1] Gardner DG，Shoback D，Greenspan FS．Greenspan's basic & clinical endocrinology [M]．McGraw-Hill Medical，2018.

[2] 李蓉，乔杰．生殖内分泌疾病诊断与治疗 [M]．北京：北京大学医学出版社，2013．

[3] Up To Date．男性性腺功能减退症的临床特征和诊断．

[4] 王庭槐．生理学 [M]．北京：人民卫生出版社，2018．

[5] 中华医学会内分泌学分会性腺学组．特发性低促性腺激素性性腺功能减退症诊治专家共识 [J]．中华内科杂志，2015，54（8）：739-744．

[6] 刘伟，李圣贤．男性低雄激素血症睾酮补充治疗的困境及其原因分析 [J]．中华内分泌代谢杂志，2019，35（2）：93-98．

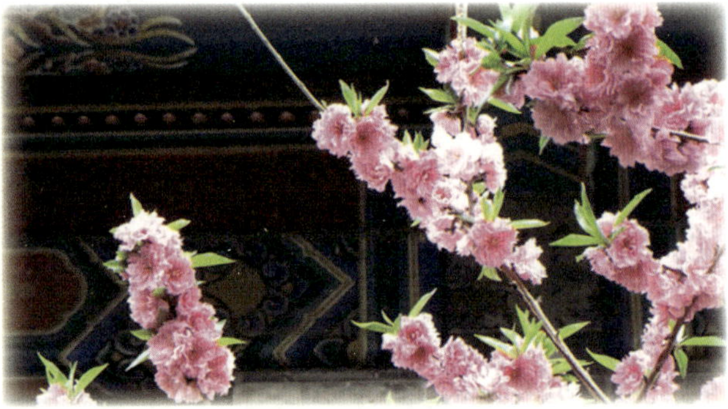

骨骼和甲状旁腺篇

29 解析骨骼君的奥秘

从清晨到黄昏，我们的一举一动，包括坐起、行走、负重、进食，甚至奔跑、游泳、跳舞，都离不开骨骼君的主导作用。骨骼到底是什么？骨骼会更新吗？除了运动与支撑功能，骨骼还有什么作用？关于骨骼的很多秘密，您是否知晓？

一、骨骼到底长啥样？

平常我们提及骨骼，也许您的脑海里就会浮现出两头膨大、中间柱状的管状模样。事实上，成年人共有200块骨（不计6块听小骨），不仅有管状的长骨，还有立方状的短骨，板样的扁骨以及形态不一的不规则骨（图1）。骨骼长成不同的模样，是为了配合完成骨骼不同的功能，比如长骨分布于四肢，承重是它的特长；短骨，短小精悍，主要分布于手腕等部位，以完成灵活多角度的复杂运动；扁骨因其扁平形态可以分散应力，则构成了颅腔、胸腔等人体体腔的壁，保护腔内重要的脏器。

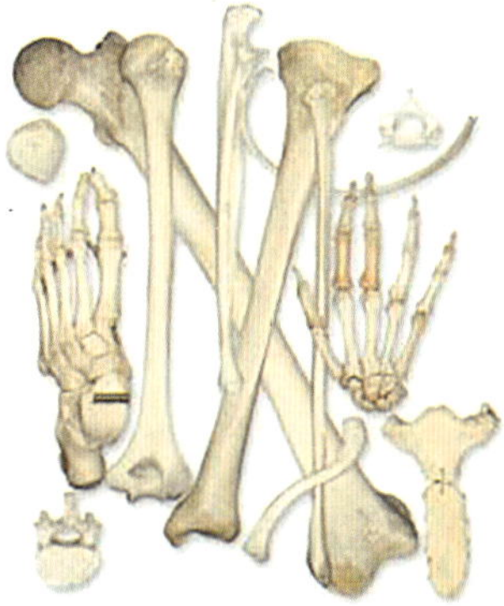

图1　形态多样的骨骼

二、骨骼有哪些成分?

从解剖角度，骨骼包括骨质、骨膜、骨髓、血管、神经等结构，而从微观角度，骨骼到底是由什么构成呢？骨骼是由丰富的蛋白质、矿物质和细胞成分构成。骨骼中的蛋白质即有机质，主要是由成骨细胞合成的胶原蛋白，矿物质即无机质，包含大量的钙、磷等。无机质使骨坚硬挺实，有机质则赋予骨骼弹性和韧性。有意思的是，这两种成分的比例会随着我们年龄的增长而发生变化：幼儿时期骨的有机质无机质各占一半，所以幼儿骨柔软且弹性较大，这样的骨骼在强大外力作用下不易发生骨折；到了成年人，无机质与有机质的比例约为7∶3，这使骨具有很大硬度的同时兼具了一定的弹性；而老年人的骨无机质所占比例更大，因此骨的脆性增加，易发生骨折。

三、骨骼是静止的吗?

骨骼不是静止的，骨骼中丰富的细胞成分，使得骨骼不断更新与自我完善。成骨细胞是骨骼的建设者，他们产生大量的骨骼基质蛋白，完成骨骼矿化，促进产生新的骨质；而破骨细胞则分泌酸性物质和酶类，消化与破坏骨骼；成骨细胞通过内分泌信号通路，会调节破骨细胞的活性（图2）。此外，骨细胞能够感受力学变化，来调节骨骼代谢。不仅如此，人体内多种内分泌激素，例如维生素D、甲状旁腺激素、降钙素、性激素等，也会调节成骨细胞与破骨细胞活性，从而调节骨骼代谢。

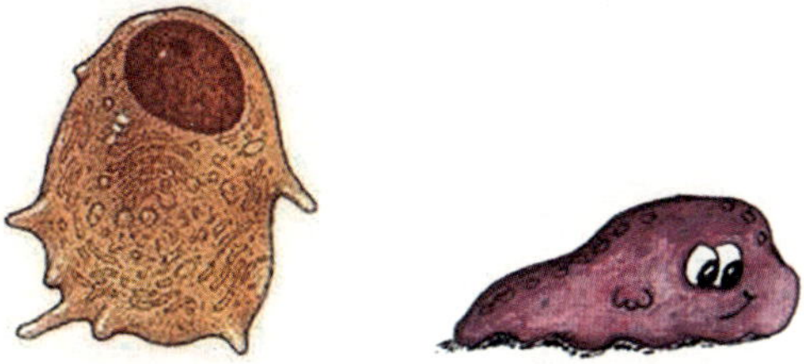

成骨细胞　　破骨细胞

图2　成骨细胞和破骨细胞

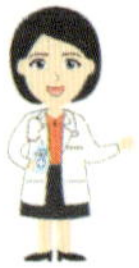

四、骨骼到底有哪些作用?

骨骼作为身体的重要部分，发挥至关重要的作用，与我们的生命活动息息相关。

1．支架　骨骼构成人体的支架。骨骼赋予我们基本的形态。想象一下没有骨骼的支撑，大家不可能拥有挺拔的体态与优美的外形，更不可能站立与行走。

2．支撑　骨骼具有重要的支撑作用。没有坚强的骨骼，我们的肌肉将无处安放，也不可能完成多种负重功能。

3．保护　骨骼能够保护内脏器官。骨骼构成了人体一系列完美的体腔，保护着大脑、心、肺和盆腔器官，让重要脏器在坚固的体腔内安全地为我们工作。

4．运动　骨骼是完成运动功能的关键。只有拥有健康的骨骼、关节与肌肉，我们才能自由活动，生命才充满活力，否则只能心已远、而身未动。

5．造血　骨骼还拥有十分重要的造血功能。由于骨髓中有丰富的红骨髓，参与机体造血。5岁以后红骨髓逐渐被脂肪代替，变成了黄骨髓。不过当人体需要时，黄骨髓也可以转化为红骨髓，恢复造血能力帮助机体渡过难关。

6．储备矿盐　骨骼还是矿盐储备库。以钙质为例，成人体内99%的钙以矿物质的形式储存于骨组织和牙齿，仅1%的钙质存在于细胞外液和各种软组织。我们可以把骨想象成银行，而钙就是钞票，平日大部分的钞票都存在银行

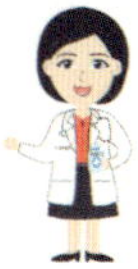

中，只有小部分以现金的形式在外流通。当人体血液中钙含量较低时，骨组织就会释放存储的钙，增加血液中钙的含量，来维持钙的平衡。

7. 内分泌和能量代谢　骨骼还是重要的内分泌器官和参与能量代谢的器官。近期研究发现，骨骼能主动合成和分泌多种生物活性因子，如骨调节蛋白、脂肪因子、生长因子和炎症因子等，不仅能调节骨本身的发育和代谢，还可通过血液远距调节多种组织的代谢和功能，参与机体稳态的维持。还有研究表明，骨骼分泌的多种活性因子在机体糖脂代谢中发挥重要作用，如成骨细胞分泌的骨钙素，就被发现可以作用于胰岛B细胞，促进胰岛素分泌，参与机体血糖的调节。

由此可见，骨骼对人体活动与健康，发挥至关重要的多重作用。只有拥有健康的骨骼，我们才可能拥有美好的未来。让我们认识骨骼君，努力维持骨骼君的强壮，重视骨质疏松症等疾病的防治，为美好的未来而加油！

（赵笛辰　李　梅）

30 您知道骨骼具有重要的内分泌功能吗

我们的日常生活每天都离不开骨骼，如果没有骨骼，我们不能站立、行走、完成各种运动，大脑、心脏等重要器官将会缺乏保护，我们将不能源源不断地造血，矿物质仓库将不复存在。然而，与骨骼坚固宁静外表不符的是，骨骼是代谢十分活跃的组织，非常有趣的是，近年来研究发现骨骼还具有重要的内分泌功能，能够分泌多种生物活性物质，对自身及远处器官组织进行密切交流，对维持机体正常运转发挥精密的调控作用。

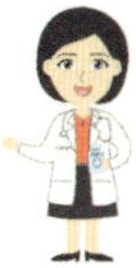

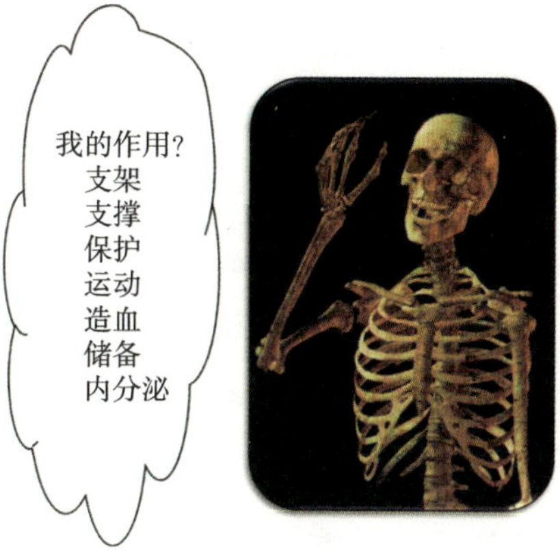

一、您了解骨骼由什么构成吗?

成年人共有200块骨，构成完整的框架结构，支撑我们的身体。从解剖角度，骨骼包括骨质、骨膜、骨髓、血管、神经等结构，而从微观角度，骨骼由细胞外基质和多种细胞组成。细胞外基质主要为胶原纤维等有机质成分和羟基磷酸钙等无机质成分。前者赋予骨骼弹性和韧性，后者使骨骼具有强度和硬度。骨骼细胞主要包括成骨细胞、破骨细胞、骨细胞，是完成内分泌活动及代谢的主力军（图1）。成骨细胞是骨形成的主要功能细胞，负责骨基质的合成、分泌和矿化，还可释放多种激素经血液循环作用于远隔脏器。破骨细胞主要负责骨吸收，与成骨细胞协同完成骨骼的生长发育、修复与重建。骨细胞占骨骼细胞的90%～95%，是骨组织中的力学感受器，感受机械刺激并转化为生化信号，调控骨吸收与骨形成；也能分泌多种因子参与体内代谢调节。

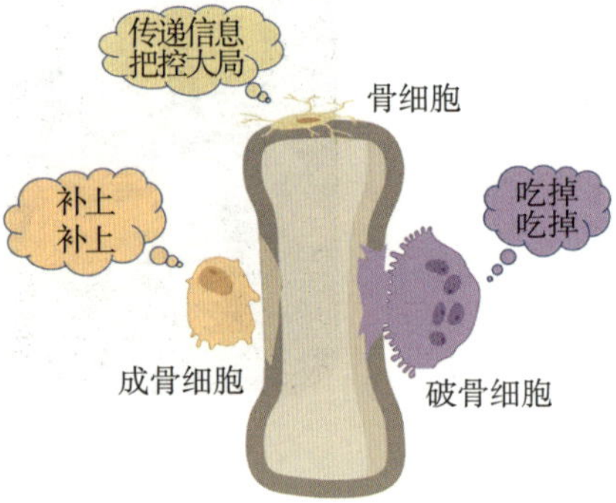

图1　骨细胞的作用

二、骨骼可以分泌哪些激素？

骨骼作为坚实的支架、运动的承担者、血液的生产者、矿盐储备库等形象深入人心。2007年研究发现骨骼还是一个重要的内分泌器官，能主动合成和分泌多种骨调节蛋白、生长因子、脂肪因子、炎症因子等生物活性物质，不仅能调控骨骼自身功能，还可经血液循环作用于多种器官，调节能量代谢、肌肉功能、男性生殖、大脑发育及认知能力等。在骨骼分泌的因子中，以骨钙素、成纤维细胞生长因子23（FGF-23）、硬骨抑素、脂质运载蛋白2等骨骼特异表达生物活性因子研究较为深入（图2）。

骨钙素是成骨细胞分泌、储存在骨基质中最丰富的非胶原蛋白，释放入血后发挥多种作用。动物实验表明，其

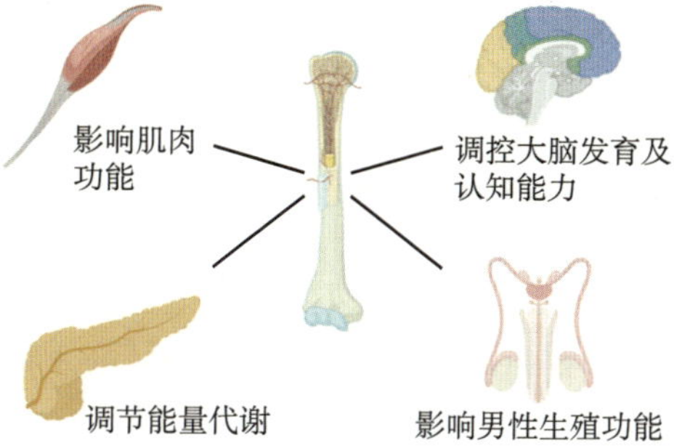

图2 骨骼对全身的影响

能作用于胰腺和脂肪，促进胰岛素释放、增加肌肉和脂肪等外周组织对胰岛素的敏感性，促进葡萄糖利用，减少内脏脂肪堆积。临床研究表明，高水平的骨钙素与2型糖尿病患病风险降低有关；骨钙素基因多态性与2型糖尿病和肥胖的发生相关。骨钙素也能提高机体对运动的适应性，可能与其增加肌肉能量摄取和调控肌细胞因子分泌有关。此外，骨钙素作用于睾丸间质细胞，升高睾酮水平，调节男性生育能力；作用于大脑神经元，影响去甲肾上腺素、多巴胺等多种神经递质的合成，从而影响大脑的发育及认知功能。近年来认为，骨钙素还可能参与肿瘤的发生发展。但上述作用仍需更多临床研究的证实。

FGF-23是重要的磷调节激素，主要由骨细胞分泌，通过作用于肾脏，增加尿磷的排泄，抑制1,25（OH）$_2$D而降低体内血磷水平。但其过度分泌，可引起低血磷性佝偻病及骨软化症。FGF-23还可作用于心血管、免疫和中枢神经系统，与左心室肥大、单核细胞免疫受损、神经突触结构改变有关；直接作用于肝细胞，促进炎症因子产生；也参与调节血清铁水平。

硬骨抑素是骨细胞分泌、抑制成骨细胞分化及功能的可溶性分子，与糖尿病、肿瘤等也有关。临床观察性研究发现，糖尿病患者血清硬骨抑素水平明显高于健康受试者，糖尿病前期（空腹血糖受损或糖耐量受损）患者也具有较高的硬骨抑素水平，提示硬骨抑素与糖代谢密切相关。近期发现，硬骨抑素还可能参与多发性骨髓瘤、前列腺癌等肿瘤的发生发展过程。

2017年发表在《自然》（Nature）杂志的一项重要研究发现，成骨细胞能够分泌脂质运载蛋白-2抑制机体的食欲，这种激素能够开启大脑中特定神经元的表达，与食欲抑制之间存在关联，这揭示了一种调节机体能量平衡的新机制，也为今后开发治疗肥胖症、2型糖尿病和其他代谢性疾病的新型靶向药物提供了新的线索。

三、您知道骨骼代谢受哪些激素调节吗?

自出生以来，骨骼始终处于代谢活跃状态。在骨骼生长发育阶段，骨骼快速进行骨形成和骨吸收，完成骨骼的生长与塑性，即骨构塑；骨骼发育完成后，骨骼仍持续进行骨吸收与骨形成的动态偶联过程，维持骨量平衡与更新，修复骨骼损伤，维持骨结构的完整及力学性能，这一过程为骨转换。上述两阶段受遗传、环境、内分泌共同调控，影响骨骼生长发育及稳态维持的激素包括甲状旁腺激素、活性维生素D、降钙素、性激素、生长激素、降钙素、瘦素等。

甲状旁腺激素对骨骼具有双重作用，为小剂量、间歇性甲状旁腺激素作用促进骨形成，大剂量、持续性甲状旁腺激素作用促进骨吸收。活性维生素D可促进肠道钙磷吸收，并作用于成骨细胞和骨细胞核，调控骨钙素、FGF-23等多种蛋白的表达，调控骨转换及骨骼矿化。降钙素具有抑制骨吸收作用。

性激素对骨骼发挥重要作用。青春期，雌激素和雄激素对骨骼线性生长、骨量累积及骨骺闭合发挥精细调节作用；成年期，雌激素和雄激素通过抑制骨吸收，促进骨形成而维持骨骼稳态。绝经期女性及老年男性体内性激素水平明显下降，导致骨吸收增加，骨量减少，容易发生骨质疏松。

生长激素作用于肝脏产生胰岛素样生长因子-1，其主要作用是促进骨骼线性生长和骨基质蛋白的合成代谢。瘦素是脂肪细胞分泌的一种肽类激素，其在外周作用于多种骨细胞促进骨形成，通过中枢系统作用则抑制成骨。甲状腺激素、糖皮质激素对骨转换也具有重要调节作用。甲状腺激素能够促进儿童期骨骼的生长与发育，而过多的甲状腺激素则加快骨转换，引起骨丢失。过多的糖皮质激素能够抑制成骨细胞活性，增加破骨细胞活性，引起骨丢失，同时导致骨基质蛋白分解代谢增加，引发骨质疏松。此外，褪黑素和多种肠道激素也对骨转换具有重要调节作用。

四、您了解最常见的骨骼疾病是什么吗？其严重后果是什么？

随着社会老年化，骨质疏松症成为最常见的骨骼疾病。骨质疏松症是以骨强度下降、骨组织微结构受损导致骨脆性增加，易发生骨折为特征的代谢性骨病。2018年国家卫生健康委员会发布我国骨质疏松症最新流行病学调查的结果，显示我国50岁及以上人群骨质疏松症患病率为19.2%，65岁及以上人群骨质疏松症患病率高达32.0%。预计至2020年我国骨质疏松症患病人数将达到7475万人，到2050年将高达1.5亿，可见骨质疏松症患病人群极为庞大。

骨质疏松症最严重的后果是引发脆性骨折，即日常活动中或受到轻微创伤即发生骨折，骨折风险随年龄增长而递增。初次骨折后再次骨折风险明显增加，存活者中5～10年内约有一半会再发骨折。骨折后患者不仅活动能力下降，生活质量明显受损，骨折还可引发心脑血管疾病、肺部感染、压疮等一系列并发症，增加死亡风险。

关于骨质疏松症的防治，说来话长，基础治疗药物主要包括钙剂与维生素D制剂，这两种药物有助于提供骨骼必需的营养，但不足以降低骨折风险，建议联合使用强有效的骨吸收抑制剂或骨形成促进剂。骨吸收抑制剂主要包括双膦酸盐类、雌激素、选择性雌激素受体调节剂、地舒单抗、降钙素等，骨形成促进剂主要有甲状旁腺素1-34片段。还有多种骨质疏松治疗药物正在研发中。

由此可见，骨骼不仅外表坚韧，其“内在的活力”也十分强大。骨骼是生命的支柱，让我们能快乐奔跑，尽情活动，保护我们重要的脏器，还源源不断地提供生命必需的血液，同时骨骼还分泌多种重要的激素，精细地调节着我们的代谢与功能。让我们呵护骨骼，防治骨骼疾病，尽情去拥抱精彩人生。

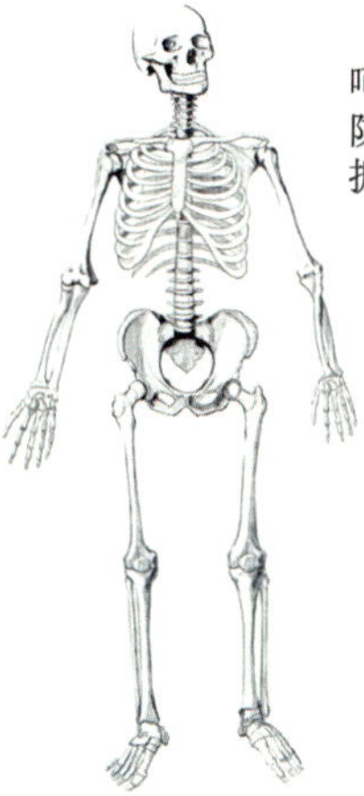

（胡　静　李　梅）

参 考 文 献

[1] Bacchetta J，Bardet C，Prie D. Physiology of FGF23 and overview of genetic diseases associated with renal phosphate wasting [J]. Metabolism，2020，103s：53865.

[2] DiGirolamo DJ，Clemens TL，Kousteni S. The skeleton as an endocrine organ [J]. Nat Rev Rheumatol，2012，8（11）：674-683.

[3] 中华医学会骨质疏松和骨矿盐疾病分会. 原发性骨质疏松症诊疗指南（2017）[J]. 中华骨质疏松和骨矿盐疾病杂志，2017，10（5）：413-445.

[4] Mosialou I，Shikhel S，Liu JM，et al. MC4R-dependent suppression of appetite by bone-derived lipocalin 2 [J]. Nature，2017，543（7645）：385-390.

31 您了解调节钙磷代谢最重要的内分泌腺体甲状旁腺吗

甲状旁腺是一组内分泌腺体，人人都有。多数人有4个，少数人有3～7个。正常情况下，每个甲状旁腺的形状大小近似一颗绿豆。它们位于甲状腺的内侧，紧挨着甲状腺存在，因而得名（图1）。位置毗邻并不代表功能的相似。甲状旁腺对于人体钙磷代谢的调节是独一无二且不可或缺的。

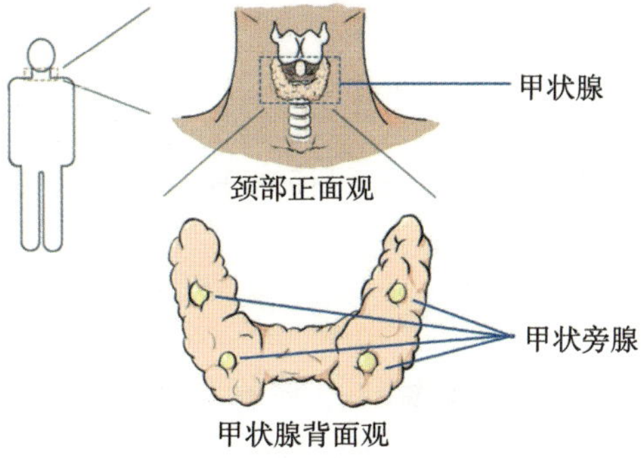

图1　甲状旁腺的解剖位置

一、甲状旁腺有什么用？

甲状旁腺的职责是合成、分泌一种能够调节人体对于钙元素和磷元素代谢的激素，这种激素叫做甲状旁腺激素（PTH），简称甲状旁腺素。甲状旁腺负责将PTH分泌到血液中，这种激素随着血流流经全身，使其发挥调节钙磷代谢的作用。

PTH可以作用于人体各处的骨骼。在生理状态下，小剂量、间歇分泌的PTH以促进骨形成为主；而在病理状态下，大剂量、持续升高的PTH则以促进骨吸收为主，加速骨钙入血，与生理状态的作用相反。

PTH可以在肾脏发挥功能，增加钙自尿中的重吸收，同时减少尿磷的重吸收。此外，PTH在肾脏还可以促进肾脏1α-羟化酶的活性，增加活性维生素D［$1,25(OH)_2D$］的合成，活性维生素D可作用于肠道，促进肠道钙磷的吸收。

总体来看，PTH具有升高血钙、降低血磷的作用。人体血钙水平对PTH的影响非常显著。血钙降低可使PTH的分泌增加，相反，血钙升高可使PTH的分泌减少。

二、甲状旁腺激素能不能缺乏？

甲状旁腺发挥的作用是人体钙磷代谢中必不可少的一

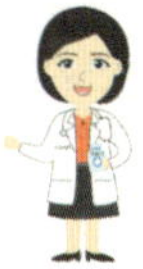

环。在一种甲状旁腺出现问题的情况下，甲状旁腺没能分泌足够的PTH引起的疾病称为甲状旁腺功能减退症。甲状旁腺功能减退症简称甲旁减。在这种疾病状态下，由于甲状旁腺没能分泌足够的PTH，没有足够多的PTH让血钙升高、血磷下降，最终造成人体血钙水平低于正常、血磷水平高于正常。最常见的原因是在颈前区操作的手术，包括甲状腺手术、甲状旁腺手术、头颈肿瘤手术等。部分患者在接受这类手术后，可出现短暂性的甲旁减，经过一段时间甲状旁腺就会恢复正常功能。而另一些患者可出现持续终生的甲旁减，这种情况比较少见。还有一些遗传性疾病、自身免疫病以及其他少见疾病可引起甲旁减。

三、甲旁减会出现什么样的表现?

甲旁减的具体表现因血钙下降的速度和低钙血症的严重程度而不同。

如果是手术导致的，因为血钙降低得很快，可能会出现明显的手足搐搦（俗称抽筋）、麻木，有时也会伴随有喘憋，甚至惊厥、癫痫等症状。

如果是非手术原因导致的，因为低钙血症发生得较为缓慢而且持续较长时间，全身各个器官都受到影响，可能出现以下一些表现：①抽筋、麻木，大多在血钙很低的情况下出现，严重者也可以出现类似癫痫的发作；②视力下降，白内障；③尿色发红（血尿）或尿中排石，肾绞痛；④皮肤粗糙干燥，脱发，指甲变脆，出现横沟；⑤心电图的异常改变，长期严重低钙血症如果没有得到有效治疗，甚至会发生心力衰竭；⑥长期便秘，突然发作的腹痛；⑦幼年起病的患者可以有牙齿发育不良等口腔科问题。

如果是一些其他疾病或综合征导致，可能出现如听力障碍、身材矮小、骨骼畸形、心脏畸形、念珠菌感染等伴发疾病的表现。

在临床上，医生会通过检测血液中的钙、磷、PTH和维生素D水平，以及尿液中钙和磷水平，来判断是否有甲旁减，必要时还会做一些其他化验和检查进行鉴别诊断、明确病因，以及评估并发症。

四、如果得了甲旁减，我该怎么办?

虽然甲旁减是需要用药治疗并定期复查的疾病，但是在坚持规律用药和监测随访的情况下，甲旁减患者能够正常生活和工作。

甲旁减治疗主要是应用钙剂和维生素D制剂。通常医生会建议患者低盐饮食，对部分尿钙偏高的患者可能还会加用噻嗪类的利尿剂以减少尿钙排出，但使用时需要注意低钾血症的副作用。

开始使用这些药物时，检测会频繁一些，需要2～4周

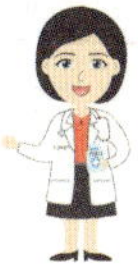

进行1次血、尿检查来调整剂量。待血钙水平稳定后，通常会每3～6个月进行1次血、尿检测。医生会重点关注血钙和尿钙的结果，因为长期高尿钙症会增加肾结石风险，并可能影响肾功能。对于存在高尿钙症的患者，医生会建议他们每年做1次泌尿系超声检查，观察是否有结石出现。

五、甲状旁腺既然这么重要，那么我是不是让它多加工作更好?

甲状旁腺过度分泌PTH也是一种疾病的表现，我们称之为甲状旁腺功能亢进症，这在临床上也是一种较为常见的甲状旁腺疾病。

甲状旁腺功能亢进症（简称甲旁亢）可根据病因分为三种不同类型：原发性甲旁亢、继发性甲旁亢和三发性甲旁亢。继发性和三发性甲旁亢远不如原发性甲旁亢常见。

原发性甲旁亢患者的甲状旁腺产生过多PTH，导致血钙升高。背后的原因可能是某一个或多个甲状旁腺肿瘤性的病变，病理以良性的单个腺体腺瘤最常见，其次是增生，在很少情况下由甲状旁腺癌引起。

六、如何确定我是否得了甲旁亢?

部分原发性甲旁亢的患者可以无明显临床症状，或只有一些非特异性症状；有症状的患者可以有以下临床表现：

1. 骨骼疼痛，轻微外力下发生骨折，骨骼变形，身高变矮。

2. 口渴，饮水量增加，肾绞痛或尿中出现沙石，严重者可出现肾功能的问题。

3. 恶心，呕吐，胃口不好，便秘。

4. 乏力，易疲劳，情绪不佳等。

在临床上，如果有上述症状或表现，医生会通过检查血PTH和血钙水平来诊断有无原发性甲旁亢。对于血钙水平升高的患者，医生还会做一些必要的血、尿化验排除甲旁亢以外的其他疾病；对于诊断为原发性甲旁亢的患者，还需要做一些血尿化验、影像学检查评估并发症的情况，并且寻找发生病变的腺体。

随着目前体检的普及，有许多原发性甲旁亢患者并没有上述症状，而是因为体检发现血钙或PTH水平异常来就诊，也有一些患者是在为骨质疏松寻找病因时发现这个疾病。

七、得了甲旁亢要怎么治疗?

目前，原发性甲旁亢的首选治疗方式是手术切除出现问题的甲状旁腺。手术需要内分泌科医生和外科医生共同合作开展，根据患者的个体情况综合评估手术指征和方案。

对于尚未进行手术的患者，建议多饮水，保证适量的

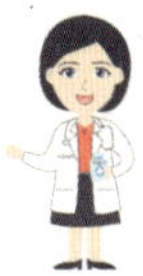

含钙饮食摄入，避免卧床不活动的状态。

大部分患者可通过手术治愈这一疾病，只是手术后还需要进行一段时期的随访检查，一些患者可能还需要在术后服用药物来修复骨骼病变。对于无法进行手术或者无明显临床症状、血钙升高不明显、尿钙不高、暂时不愿意手术的患者，定期随诊观察、监测相关检查结果的变化也是必要的。合并骨质疏松的患者可根据情况加用抗骨质疏松药物，注意活动过程中避免跌倒和外伤，预防骨折的发生。

（杨　奕　王　鸥　邢小平）

参 考 文 献

［1］中华医学会骨质疏松和骨矿盐疾病分会，中华医学会内分泌分会代谢性骨病学组. 甲状旁腺功能减退症临床诊疗指南［J］. 中华骨质疏松和骨矿盐疾病杂志，2018，11（4）：323-338.

［2］中华医学会骨质疏松和骨矿盐疾病分会，中华医学会内分泌分会代谢性骨病学组. 原发性甲状旁腺功能亢进症诊疗指南［J］. 中华骨质疏松和骨矿盐疾病杂志，2014，7（3）：187-198.

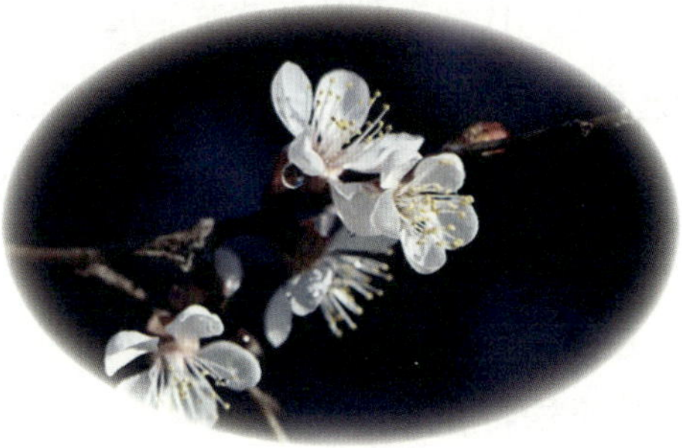

32 沉默的杀手
——骨质疏松症

事件一：“铁娘子”变成“瓷娘子”：2009年6月12日，83岁的英国前首相撒切尔夫人在家中不慎摔倒，致使上臂骨折。

事件二：脆弱的女强人：2009年6月17日，61岁的美国时任国务卿希拉里步行时摔倒，致使右肘部骨折。

事件三：祖孙三代都患骨质疏松症，这是正常现象吗？

像上面这样的事例，大家在生活中肯定也都见过，那么罪魁祸首是谁呢？——沉默的杀手：骨质疏松症。

一、骨质疏松症的定义

建造一座结实耐用的桥梁，需要好的、足量的建筑材料，但只有合格、足够的建筑材料还远远不够，还需要合理的建筑结构。材料与结构共同决定了一座桥梁的强度，其中任何一个出现问题，这座桥梁都可能会发生坍塌。

我们的骨骼就好像桥梁一样的建筑，支撑着我们的身体。建造骨骼这座“桥梁”的材料就是矿盐和蛋白质，骨骼的结构我们称之为骨微结构。骨骼这座“桥梁”也是一样，无论是建造它的材料少了，还是结构出现了问题，都会导致骨骼强度的下降，后果就像下面的图一样，可想而知。

在医学上，骨质疏松症的定义是：以骨量减少、骨组织微结构破坏导致骨脆性增加、易发生骨折为特征的全身性疾病。从下面两张图片对比，可以一目了然地看出正常骨与骨质疏松骨的区别（图1）。

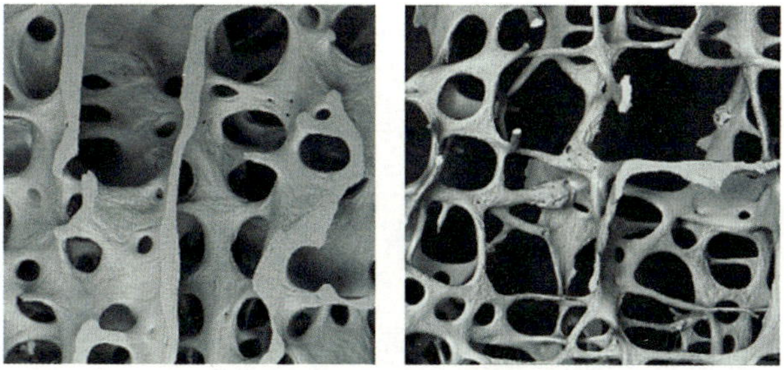

左图为正常骨；右图为骨质疏松骨

图1　骨质疏松症的骨骼微结构损坏

二、骨质疏松症分型

骨质疏松症可发生于任何年龄，但多见于绝经后女性和老年男性。根据骨质疏松症发生的原因，骨质疏松症可分为：①原发性骨质疏松症：绝经后骨质疏松症（Ⅰ型），老年性骨质疏松症（Ⅱ型）；②继发性骨质疏松症（如长期服用糖皮质激素导致的骨质疏松症）；③特发性骨质疏松症。

三、骨质疏松症的临床表现

1. 早期　常无明显症状或症状不明显。

2. 疼痛　腰背疼痛或全身骨痛，并可伴肌肉痉挛，甚至活动受限。

3. 脆性骨折　常见部位为椎体、髋部、前臂远端和肱骨近端。

4. 生活和心理质量　直接影响生活质量，甚至抑郁、悲观情绪。

四、骨质疏松症的危害

骨质疏松症最严重的危害在于骨质疏松性骨折（脆性骨折），但骨质疏松症早期往往没有明显症状，无法引起人们的重视，很多患者被诊断为骨质疏松症时，就是她（他）发生脆性骨折之日。所以，骨质疏松症也常被称为“沉默的杀手”。

骨质疏松性骨折可导致残疾，进而影响生活、劳动能力，甚至导致长期卧床，严重影响寿命。有研究显示，女性发生髋骨骨折后，寿命比预期值减少4年，而男性则减少5年。老年人在初次髋骨骨折后3个月内死亡风险增加5～8倍。一项研究显示，在椎体、髋骨、肩关节骨折后，第1年的死亡率分别为28%、22%和13%，而5年后的死亡率分别高达72%、59%和36%。

骨质疏松性骨折可有长期慢性疼痛，影响生活和工作质量。不同部位骨折导致一系列严重后果：椎体骨折并发身高变矮、驼背（图2、图3）；椎体骨折严重者出现胸廓畸形，影响心肺功能，可导致肺部感染甚至死亡；髋部骨折可导致残疾，卧床后易合并肺部感染、压疮，甚至死亡；上肢骨折影响生活、劳动能力。

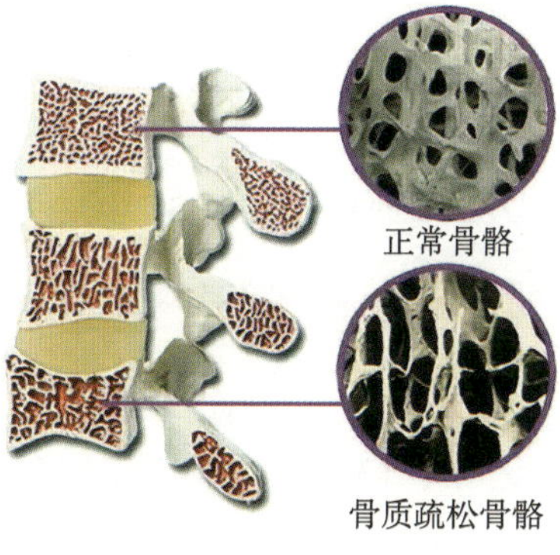

图2　骨质疏松骨骼微结构改变

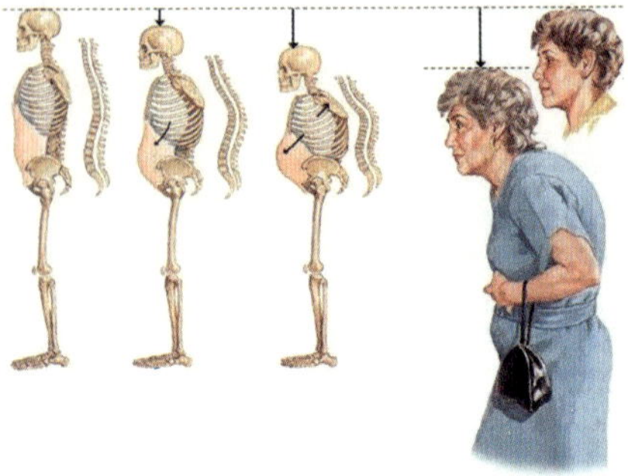

图3 骨质疏松骨骼造成脊柱变形

五、我国骨质疏松症流行病学情况

骨质疏松症多见于绝经后女性和老年男性，我国已逐步进入了老龄化社会。根据2018年《中国统计年鉴》数据，我国65岁以上人口已超过1.5亿（约占总人口的11.4%），是世界上老年人口绝对数最大的国家。

据研究估计，2015年我国主要骨质疏松性骨折（腕部、椎体和髋部）约为269万例次，2035年约为483万例次，到2050年约达599万例次；我国2015年、2035年和2050年用于主要骨质疏松性骨折（腕部、椎体和髋部）的医疗费用将分别高达720亿元、1320亿元和1630亿元。基于人口基数、老龄化等多种因素，未来我国骨质疏松症、骨质疏松性骨折的发病率和患病率将面临显著增高的严峻趋势。

尽管骨质疏松症危害巨大，但其在国内的诊断率却仍然很低。首个中国骨质疏松症流行病学调查结果显示：在

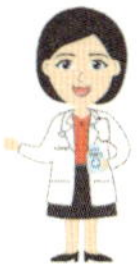

骨质疏松症患者中，知晓自己患病的比例非常低；40～49岁骨质疏松症患者的患病知晓率为0.9%，50岁以上患者的患病知晓率也仅为7.0%。我国《原发性骨质疏松症诊疗指南（2017）》即指出：目前我国骨质疏松症整体诊治率较低，即使患者发生了脆性骨折（椎体骨折和髋部骨折），骨质疏松症的诊断率仅为2/3左右，接受有效抗骨质疏松药物治疗者尚不足1/4。

由此可见，骨质疏松症患病率高，危害大，而我们的知晓率、重视率、诊断率、治疗率亟待提高。敬请呵护我们的骨骼，从现在开始！

（刘　巍）

参考文献

[1] Yu F, Xia WB. The epidemiology of osteoporosis, associated fragility fractures, and management gap in China [J]. Arch Osteoporos, 2019, 14 (1): 32.

[2] 中华医学会骨质疏松和骨矿盐疾病分会. 原发性骨质疏松症诊疗指南（2017）[J]. 中华骨质疏松和骨矿盐疾病杂志, 2017, 10 (5): 413-443.

[3] NIH Consensus Development Panel on Osteoporosis Prevention, Diagnosis, and Therapy, March 7-29, 2000: highlights of the conference [J]. South Med J, 2001, 94 (6): 569-573.

[4] 中华人民共和国国家统计局. 中国统计年鉴 [M]. 北京：中国统计出版社, 2018.

[5] Frost SA, Nguyen ND, Center JR, et al. Excess mortality attributable to hip-fracture: a relative survival analysis [J]. Bone 2013, 56 (1): 23-29.

[6] Haentjens P，Magaziner J，Colon-Emeric CS，et al. Meta-analysis：excess mortality after hip fracture among older women and men [J]. Ann Intern Med，2010，152（6）：380–390.

[7] Johnell O，Kanis JA，Oden A，et al. Mortality after osteoporotic fractures [J]. Osteoporos Int，2004，15（1）：38–42.

[8] Xu L，Cummings SR，Qin MW，et al. Vertebral fractures in Beijing，China：the Beijing Osteoporosis Project [J]. J Bone Miner Res，2000，15：2019–2025.

[9] Si L，Winzenberg TM，Jiang Q，et al. Projection of osteoporosis-related fractures and costs in China：2010-2050 [J]. Osteoporos Int，2015，26：1929–1937.

[10] Xia WB，He SL，Xu L，et al. Rapidly increasing rates of hip fracture in Beijing，China [J]. J Bone Miner Res，2012，27（1）：125–129.

33 三分钟带您知悉是否患上了骨质疏松症

通过前面对骨质疏松症的流行病学和危害的介绍，相信大家对于骨质疏松症的重要性和表现有了更深的认识，那么大家一定迫不及待地想要了解如何尽早诊治骨质疏松症，减少骨折了吧？下面帮助大家了解如何诊断骨质疏松症，以及相关的检查。帮助大家做到主动预防，对骨质疏松症不再感到疑惑和不知所措。

一、何谓骨密度检查?

我们知道，骨质疏松症分为原发性和继发性两大类，通常所说的骨质疏松症指的是原发性骨质疏松症，多见于绝经后妇女和老年男性。筛查骨质疏松首先应该过的第一关当然就是骨密度检查。

骨密度顾名思义，是指单位体积（体积密度）或单位面积（面积密度）所含的骨量。测量骨密度的方法众多，如双能X线骨密度仪（DXA）、四肢定量CT骨密度（p-QCT）等，这里不一一介绍。临床上我们使用DXA测得的骨密度值来判断患者的骨量并进行骨质疏松症的诊断，世界卫生组织（WHO）推荐的诊断标准见下表。

表　WHO推荐骨质疏松症诊断标准

分　类	T值
正常	T值≥−1.0
低骨量	−2.5＜T值＜−1.0
骨质疏松	T值≤2.5
严重骨质疏松	T值≤2.5＋脆性骨折

T值＝（实测值－同种族同性别正常青年人峰值骨密度）/同种族同性别正常青年人峰值骨密度的标准差

二、哪些患者需要进行骨密度测量？

1. 女性65岁以上和男性70岁以上，无其他危险因素。
2. 女性65岁以下和男性70岁以下，1项危险因素。
3. 有脆性骨折史或/和脆性骨折家族史的成年人。
4. 各种原因引起的性激素水平低下的成年人。
5. 影响骨矿代谢的疾病和药物史。

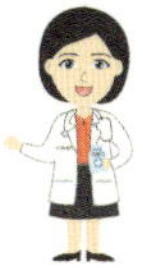

6. X线摄片已有骨质疏松改变者。

7. 接受抗骨质疏松治疗、进行疗效监测者。

8. 患有影响骨代谢疾病或使用影响骨代谢药物史者。

9. 使用国际骨质疏松基金会一分钟测试题回答结果阳性者或使用亚洲人骨质疏松自我筛查工具结果≤−1者。

三、除了骨密度您还需要做哪些检查？

诊断骨质疏松症后，我们还需要鉴别是原发性还是继发性，如为继发性，那么骨质疏松症可能仅仅是某种疾病的冰山一角，我们不能仅见其表不见其里，以免误诊、漏诊而耽误治疗时机。除了用于疾病病因的鉴别，我们在启动骨质疏松药物治疗时，也需要进行相关指标的评价。下面介绍一些治疗前需要进行的检查。

1. 生化指标评估　主要用于对病情的监测、药物选择及疗效观察。初次就诊的患者，我们建议要筛查血常规、尿常规、肝肾功能、血钙、血磷、甲状旁腺素、碱性磷酸酶，有条件的医院可以筛查血清25羟维生素D，可反映有无维生素D的不足或缺乏。同时我们建议初次就诊时需要筛查骨转换指标，主要包括：①骨形成指标，如血清碱性磷酸酶（ALP）、骨钙素（BGP）、Ⅰ型胶原氨基端前肽（P1NP）等。②骨吸收指标，如血浆抗酒石酸酸性磷酸酶（TRAP）、β-胶原降解产物（β-CTX）等。

2．胸腰椎X线片　我们需要进行胸椎、腰椎侧位片了解是否存在椎体的压缩性骨折以及判断骨折的严重程度。您可能会问，既然已经诊断骨质疏松了，为什么还要做这项检查呢？因为如果合并了压缩性骨折，我们在进行骨密度测量时，可能会因为部分椎体的压缩性骨折，导致检测出腰椎骨密度的“假性正常化”。另一方面则是因为严重的椎体骨折不仅会导致腰背痛的症状，还有可能会压迫脊髓，影响下肢肌力甚至导致排尿、排便障碍，这时我们还需要骨科医生进一步评估是否需要进行手术治疗，缓解压迫的症状（图1）。

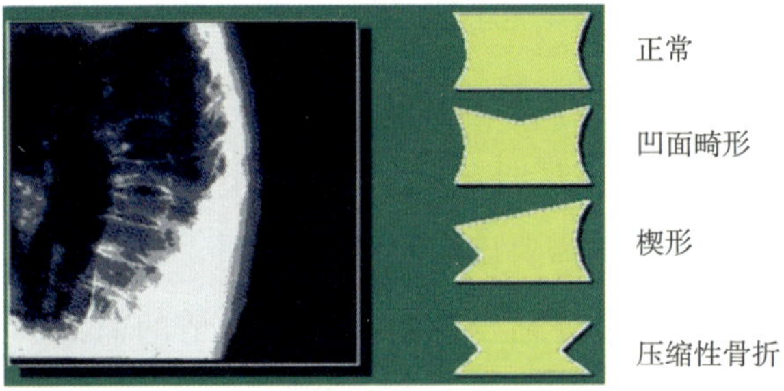

图1　不同状态的椎体

3．鉴别诊断的生化指标　由于其他全身系统性疾病也可引起继发性骨质疏松症，因此，我们在初次就诊时，需对骨质疏松症病因进行鉴别，下图列举了常见的一些继发性疾病（图2）。

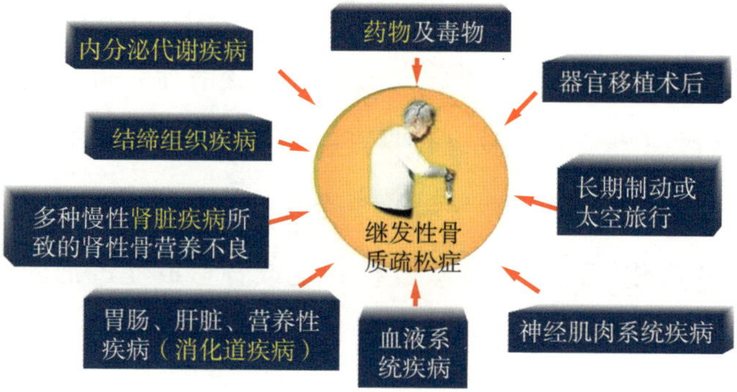

图2　继发性骨质疏松症病因

临床医生在进行鉴别诊断时，会根据问诊中了解到的病史以及体格检查中发现的阳性体征，进行有针对性的一些检查，必要时可能需要转到专科去进一步评估。检查包括如红细胞沉降率、C-反应蛋白、血清蛋白电泳、血/尿免疫固定电泳、性激素、肿瘤标志物、类风湿因子、甲状腺功能等指标的筛查，部分患者还可能需进一步行全身骨显像、骨髓穿刺或骨活检等检查，进一步排查有无引起继发性骨质疏松症的疾病。

四、治疗过程中还需要监测哪些指标？

我们服用钙剂、维生素D以及抗骨质疏松药物（如双膦酸盐等）治疗过程中，需要定期复查24小时尿钙、血钙、血磷等指标，如有尿钙升高，需要查泌尿系统超声除外有无肾结石、肾脏钙化，同时我们将根据尿钙的水平调整钙剂和维生素D的剂量。《原发性骨质疏松症诊疗指南（2017）》推荐应在药物首次治疗或改变治疗后每年、效果稳定后每1～2年重复进行骨密度测量监测疗效。骨转换生化指标可以在药物治疗后1～3个月发生变化，因此可通过检测其变化情况了解骨吸收抑制剂或骨形成促进剂的作用效果，但需要注意的是尽可能采用相同的采血时间和测量方法。

（池　玥）

参　考　文　献

[1] 中华医学会骨质疏松和骨矿盐疾病分会. 原发性骨质疏松症诊疗指南（2017）[J]. 中华骨质疏松和骨矿盐疾病杂志，2017，10（5）：413-444.

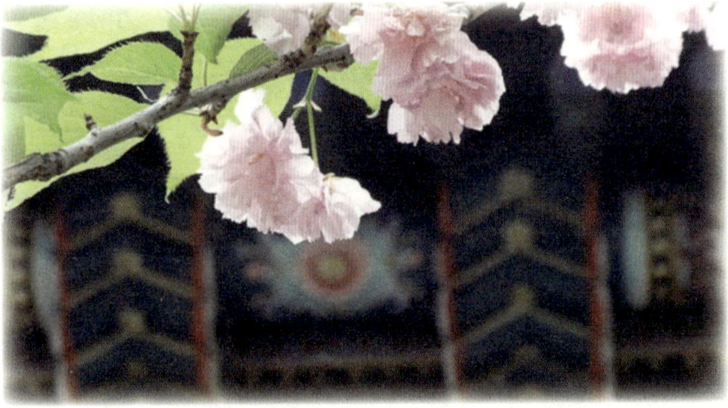

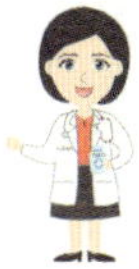

34 坚持不懈，必有收获

——骨质疏松症药物治疗宝典

骨质疏松症是衰老相关的骨骼疾病，以骨强度下降和骨折风险增加为特征。随着我国人口快速老龄化，骨质疏松及其骨折日益成为广大医生和群众关注的疾病。活到老，学到老，相信许多老年朋友已经对骨质疏松症有了一定了解，开始关注自己的骨骼健康。但少数人可能会不以为意，认为人老了，骨骼自然会疏松，这是自然规律，注意运动，吃点钙片就可以了，不需要额外治疗。诚然，我们并不能扭转人生，但有效的骨质疏松症治疗可以增加骨密度，改善骨质量，降低骨折的发生风险，使老年人活动更加自如，生活更加独立，幸福感显著提高。

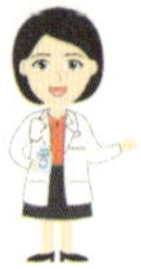

一、骨质疏松症，单纯补钙就够了吗？

骨骼是陪伴您一生、生活、学习和工作的重要支柱。不论男性女性、年长年幼，健康骨骼都是非常重要的。骨骼需要我们精心呵护。专家提示：

1. 均衡营养，保证钙质和蛋白质的摄入。

2. 充分日照，维持维生素D充足。

3. 规律运动，促进骨骼肌肉健康。

4. 戒烟限酒，避免过量饮用碳酸饮料和咖啡。

5. 慎用影响骨代谢的药物。

6. 老年人预防跌倒，防止骨折发生。

钙占成人体质量的1%～2%，体内99%的钙储存于骨骼和牙齿中，骨中的钙维持骨骼结构的完整性和硬度，骨骼的强健离不开钙。我国骨质疏松诊疗指南推荐成人每日元素钙摄入量为800mg，50岁以上人群则应适当增加至每日1000～1200mg。提倡尽量通过饮食摄入充足的钙，含钙丰富的食物以牛奶、酸奶等奶制品为主。例如，牛奶240ml含元素钙288mg，酸奶150g含元素钙207mg。饮食钙不足时可额外应用钙剂补充，包括碳酸钙、枸橼酸钙等。

但是仅补钙是远远不够的，钙在肠道的吸收离不开维生素D。充足的维生素D不但可增加肠钙吸收、促进骨骼矿化，还能够保持肌力、改善平衡能力和降低跌倒风险。因此指南推荐维生素D补充剂量为：成人每日400IU，65岁以上人群每日600IU，而骨质疏松症患者则应增加至每日800～1200IU。通过增加日光照射，机体自身合成维生素D，以及主动口服补充维生素D，使我们血25羟维生素D［25（OH）D］水平维持在75nmol/L（30ng/ml）以上，能够更好地维持机体健康。

二、哪些人需要应用骨质疏松症的药物？

自然规律使然，我们都会步入老年。随着年龄增长，尽管精心呵护，疾病可能或早或迟地找上门来，骨质疏松症也不例外。50岁以上的老年人中，1/3的女性和1/5的男性会发生骨质疏松性骨折，并且一次骨折之后，发生二次及多次骨折的风险急剧增加，给个人和家庭生活带来不良影响，同时增加社会负担。

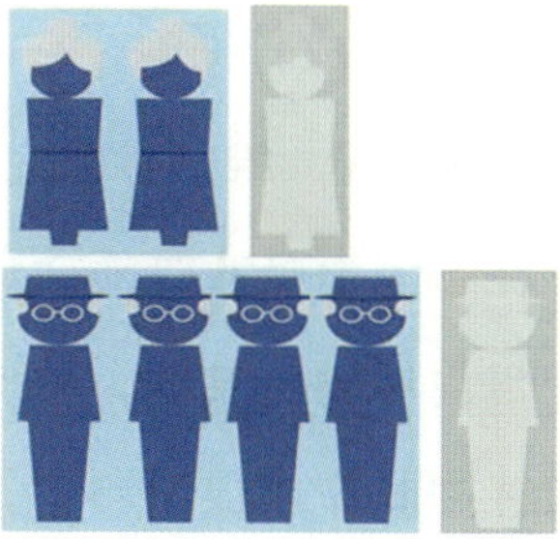

·50岁以上的老年人

1/3的女性发生骨质疏松性骨折

1/5的男性发生骨质疏松性骨折

我们不能掉以轻心，而是应当未雨绸缪。若老年朋友已经患有骨质疏松症，发生骨折的风险显著增加，不能简单仅限于补充钙剂和维生素D，而是应当及时寻找专业医生的帮助，积极采用骨质疏松药物治疗。这些情况包括：

1．已有椎体或髋部脆性骨折史。

2．双能X线吸收检测法（DXA）测定腰椎、股骨颈、全髋或桡骨远端1/3处骨密度T值≤−2.5。

3．骨量低下（−2.5＜T值＜−1.0），且合并肱骨上段、前臂远端、骨盆脆性骨折，或医生经FRAX®工具计算，未来骨折风险明显升高者。

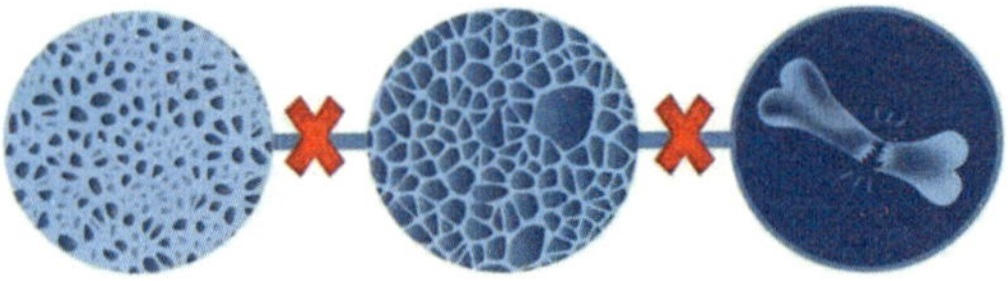

三、骨质疏松症治疗药物有哪些?

骨骼中有两种细胞——破骨细胞和成骨细胞，它们不断重复着时空偶联的骨吸收和骨形成过程，维持骨骼完整性。破骨细胞分泌酸和酶类物质，在骨表面吸收骨质，形成吸收陷窝；而成骨细胞分泌富含蛋白质的骨基质，使类骨质矿化，填充陷窝。正常情况两种细胞作用保持稳定，骨量得以维持。年龄增长、性激素水平下降等原因可以刺激破骨细胞并抑制成骨细胞，使骨吸收增加而骨形成减少，造成骨量丢失（图1）。

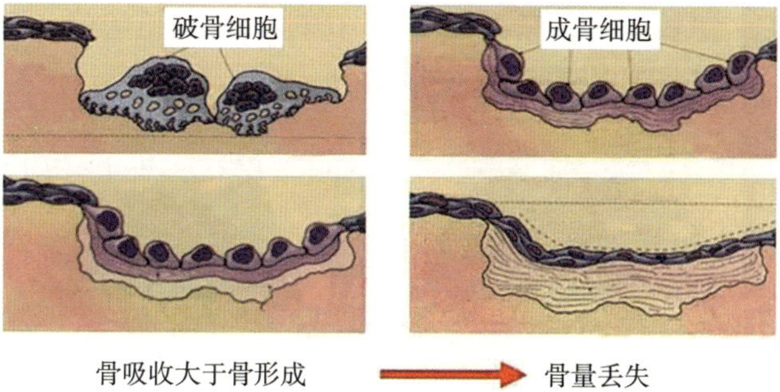

图1　骨量丢失的过程

因此，在保证充足钙剂和维生素D的基础上，治疗骨质疏松症的药物依据其作用机制分为：①骨吸收抑制剂，包括双膦酸盐、绝经期激素替代、选择性雌激素受体调节剂、降钙素、NF-κB活化因子配体抑制剂等；②骨形成促进剂，如甲状旁腺素1-34片段等；③其他类药物（如活性维生素D及其类似物、维生素K_2制剂等）；④中药，如骨碎补总黄酮、淫羊藿苷、人工虎骨粉制剂等。患者需要在专业医生的指导下进行治疗。

1．骨吸收抑制剂　包括以下几类。

（1）双膦酸盐：包括阿仑膦酸钠、唑来膦酸、利塞膦酸钠、伊班膦酸钠等，有口服制剂和静脉输液制剂。

（2）降钙素：包括鳗鱼降钙素和鲑降钙素，有鼻喷剂、肌内注射或皮下注射制剂。

（3）绝经期激素替代：包括雌激素替代和雌孕激素补充，适用于围绝经期和绝经后妇女，需注意适应证和禁忌证，治疗方案需个体化。

（4）选择性雌激素受体调节剂：适用于绝经后妇女，常用制剂为雷洛昔芬，口服应用。

（5）RANKL抑制剂：为RANKL单抗，皮下注射制剂，尚未进入中国市场。

2. 骨形成促进剂　目前国内已经应用的是甲状旁腺素类似物——特立帕肽，为皮下注射制剂。

3. 其他机制类药物　包括以下两种。

（1）活性维生素D及其类似物：主要包括1α-羟维生素D_3（α-骨化醇）和1,25双羟维生素D_3（骨化三醇），艾地骨化醇尚未进入中国市场。因不需要肾脏1 α-羟化酶羟化就具有活性，故称为活性维生素D及其类似物，口服应用。

（2）维生素K_2类：四烯甲苯醌是维生素K_2的同型物，口服应用。

4. 中药　中药治疗骨质疏松症以改善症状为主，成分主要包括骨碎补总黄酮、淫羊藿苷和人工虎骨粉。

四、如何进行抗骨质疏松治疗？

骨质疏松症同其他慢性疾病一样，需要长期、个体化的治疗，治疗前建议患者和专业医生充分交流，选择适合自己的最佳治疗方案。治疗是一个持续的过程，贵在坚持，应遵医嘱定期随访，通过相关检查及时评估治疗效果，减少不良反应发生。同时，通过随访，医生可以根据病情变

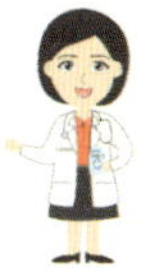

化，进一步优化治疗方案。经过3～5年规范治疗之后评估情况，由医生判断是否能够停药。切勿擅自停药，可能会丧失前期治疗的收益。

五、骨质疏松症药物治疗能取得怎样的效果？

骨质疏松症的治疗目标，对于尚无骨质疏松但具有骨折风险者，尽量防止或延缓其发展为骨质疏松，并避免发生第一次骨折；对于已有骨质疏松症或已经发生过脆性骨折的患者，尽量避免发生骨折或再次骨折。

经过规范的骨质疏松药物治疗，作为医生，我们听到患者这样的话：

• 我以前经常腰酸背痛，有时还会出现腿抽筋，活动一会儿就要休息，心情郁闷。现在基本不疼了，身上轻松，还可以去外地旅游，每天都活得自在……

• 我以前常感觉腰酸乏力，干点儿家务活就容易累，现在干活有劲儿多了，麻利多了，家里家外一把手……

• 我以前骨折了好几次，非常担心再次骨折，生活需要家人照顾，给儿女增加负担，现在治疗两三年没有再发生骨折，不但不用儿女照顾，还能帮他们接送孩子上幼儿园……

患者切身感受到骨质疏松相关症状逐渐缓解，检查显示骨转换生化指标改善、骨密度提高，更重要的是避免和减少了骨折的发生。因此，再次提醒老年朋友：骨质疏松，可防可治，坚持不懈，必有收获！

老骥伏枥，志在千里。祝愿老年朋友们在金色的黄昏，挺起腰杆，继续前进，守望未来，实现梦想！

（姜　艳）

参 考 文 献

[1] 中华医学会骨质疏松和骨矿盐疾病分会. 原发性骨质疏松症诊疗指南（2017）[J]. 中华骨质疏松和骨矿盐疾病杂志，2017，10（5）：413-444.

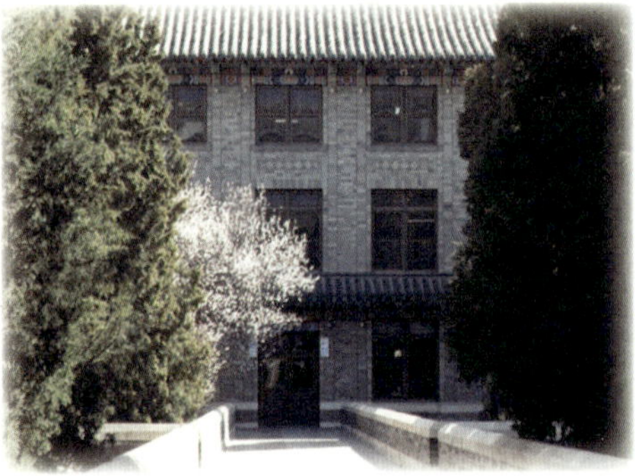

35 维护骨骼健康，你需要给它多一点维生素D

老王啊，你这次的体检报告提示你缺乏维生素D啊？

那不就是缺钙和维生素吗？我回去买点钙片和复合维生素不就好了？

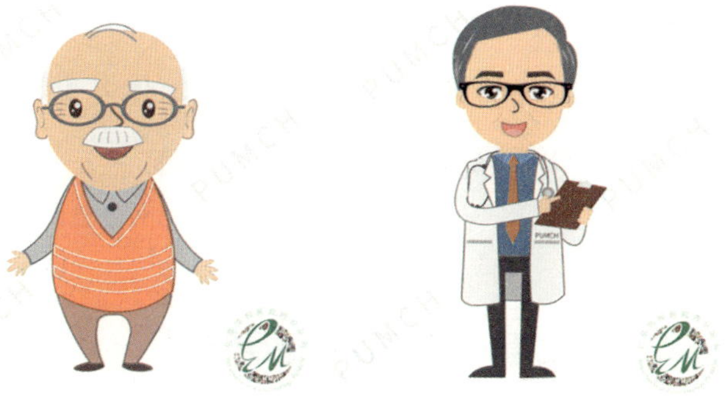

各位亲爱的朋友们，上面的情景是不是很熟悉？当你

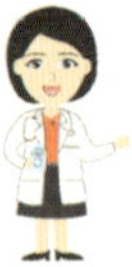

们在第一次听到“维生素D”的时候，是不是很自然地将它跟“补钙”联系在了一起呢？但实际上，维生素D拥有一段奇特的发现史，它所能发挥的作用也远比你想象的要多，让我们一起来揭开维生素D的神秘面纱。

一、维生素D是如何被发现的

19世纪20年代，科学家们一直致力于攻克佝偻病——这一严重影响儿童骨骼健康的疾病。研究中，他们惊喜地发现在给同样患有佝偻病的狗狗喂食鱼肝油后，狗狗的骨骼症状竟然得到了改善。抱着探究到底的好奇心，科学家们最终从鱼肝油中分离出了一种可以真正有效治疗佝偻病的微量有机物质。最初，科学家们以为这种物质是维生素A，毕竟它在鱼肝油中的含量较高。但后来他们发现，即使将鱼肝油中的维生素A去除，它依然拥有较好的抗佝偻病活性。因此，科学家们认为这是一种新型的维生素。作为第四种被发现的维生素，美国科学家埃尔默·麦科勒姆（Elmer McCollum）将其命名为维生素D。

二、维生素D与其他维生素不太一样

虽然同为人体必需的微量有机物质，但不同于其他维生素只能通过外源补充，维生素D可是唯一能由人体自身合成的维生素。皮肤是人体合成维生素D合成最重要的场所。当你在晒太阳的时候，通过紫外线的作用，维生素D便开始在你的皮肤里静静地合成起来。然后，经过肝脏和肾脏的代谢作用，维生素D先后会转换成25羟维生素D［25（OH）D］和1,25双羟维生素D［1,25（OH）$_2$D］。在人体的很多组织器官中广泛存在着维生素D的受体，而1,25（OH）$_2$D便通过与这些受体结合，发挥着维生素D的重要作用。这种作用方式更接近人体内的其他内分泌激素。因此，1,25（OH）$_2$D又被称为“D激素”或者“活性维生素D”（图1）。

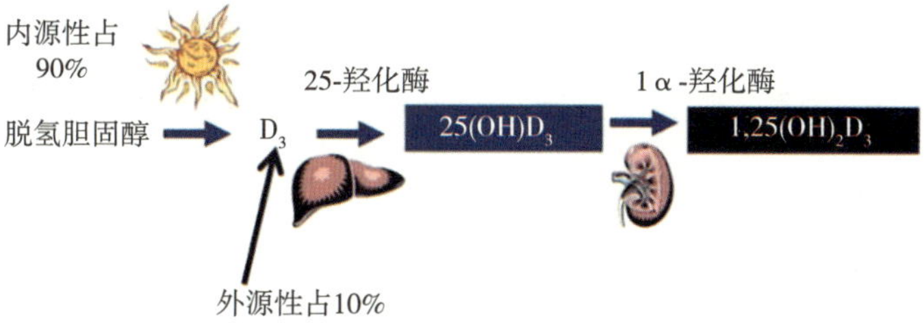

图1 活性维生素D的合成

三、维生素D的作用可远不止补钙

也许在大多数人眼中，维生素D的作用等同于补钙。不可否认，维生素D是人体非常重要的钙调节激素之一，它可以促进钙在肠道和肾脏的吸收，进而维持人体内血钙的稳定。但越来越多的研究表明，维生素D的作用可远比你想的要多。

1. 骨骼健康需要维生素D　维生素D和它的代谢产物是调节骨骼生长发育、影响骨骼健康的重要内分泌因子。19世纪20年代至今，大量的研究已经证实，维生素D缺乏以及维生素D的代谢和作用异常是佝偻病的重要病因。同样的，它们在骨质疏松症发生、发展和防治中的作用也是不容忽视的。为了长久地维持骨骼健康，延缓骨质疏松症的发生，你需要在年轻的时候尽可能地获得较高的峰值骨量，同时还要尽可能地减缓年龄增加后骨量丢失的速度。而合成和摄取足量的维生素D便是实现上述状态的重要基础。然而，老年人由于皮肤合成维生素D和肾脏转变活性维生素D的能力均有所下降，普遍存在维生素D缺乏和维生素D的作用异常。研究也表明，给老年人补充维生素D和/或活性维生素D有助于减少骨量丢失和增加骨密度，活性维生素D甚至还可能一定程度上降低骨折风险。

2. 维生素D的其他作用　在骨骼健康以外，维生素D还可能参与肌肉、心血管、糖类和脂肪代谢、免疫等多系统的健康维护。现有的研究证据表明，补充维生素D可以有效改善老年人的肌肉力量、平衡性能，进而降低跌倒的风险；补充维生素D可以降低急性上呼吸道感染的风险。但需要知道，虽然部分研究表明维生素D缺乏与结直肠癌、乳腺癌等肿瘤风险增加，糖尿病、高血压、血脂异常等代谢异常，以及心血管事件死亡风险增加等相关，但补充维

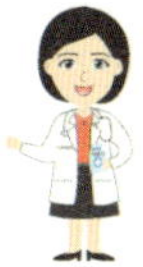

生素D是否可以降低这些疾病的风险还有争议，还是需要理性地去认识维生素D的“神奇”作用的。

四、怎么判断有没有维生素D缺乏

近年来，由于人们户外生活及工作时间的减少、防晒用品的普及、老龄化加剧等原因，维生素D缺乏和不足在人群中是普遍存在的。那如何才能知道自己是不是已经有维生素D的缺乏和不足呢？上文所提到的维生素D经肝脏代谢所产生的25羟维生素D［25（OH）D］，是维生素D在人体内的主要贮存形式，反映了人体维生素D的真实营养状态。因此，国内外专业机构均推荐通过检测血清25（OH）D水平来协助评估人体维生素D水平和指导维生素D的补充方案（图2）。维生素D水平充足［25（OH）D＞75μmol/L］是维持骨骼健康的期望所达到的理想维生素D水平。但令人遗憾的是，按照此标准，全球维生素D充足的人群仅占总人口的20%～50%。

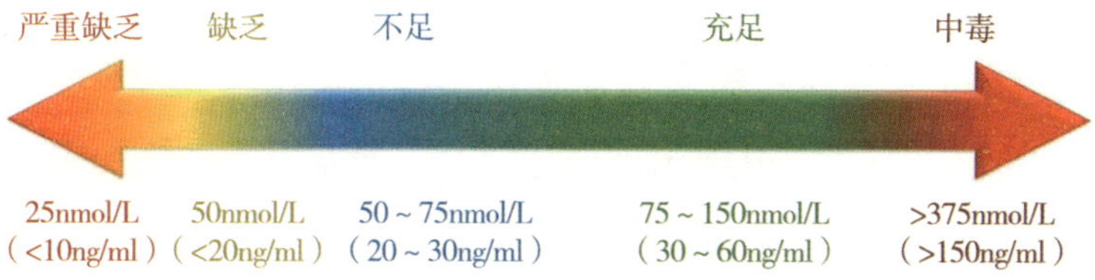

图2　维生素D营养状况判断标准

尽管维生素D缺乏和不足如此普遍，但如果你能学会如何有效的预防以及合理的补充，便有可能降低它对你的健康所造成的影响。

五、如何合理补充维生素D

1．阳光正好，出去走走　研究表明，在春、夏和秋季阳光充足的正午（11：00 ～ 15：00），将面部和四肢暴露于阳光5 ～ 30分钟，每周3次即可能达到预防目的。

2．天然食补，营养健康　维生素D的另一重要天然来源便是食物，包括动物来源的维生素D_3（如野生多脂肪海鱼、鱼肝油、蛋黄等）和植物来源的维生素D_2（如受阳光照射的谷物、蘑菇等）。市面上也有一些增加了维生素D成分的奶制品和谷物制品。在你的日常食谱中尝试增加上述食物，可以在一定程度上达到预防的目的。

3．专业指导，合理补充　正如前文所说，现今社会人们的生活工作节奏极为繁忙，去户外晒晒太阳的愿望有时显得极为奢侈；而食物中的维生素D含量其实较少。因此，我们往往需要外源性的补充维生素D。2013年版《中国居民膳食营养素参考摄入量》建议：成人推荐维生素D每日摄入量为400IU（IU为国际单位）；65岁及以上老年人因为缺乏日照以及摄入和吸收障碍常有维生素D缺乏，推荐每日摄入量为600IU；用于骨质疏松症防治时，剂量可增加至每日800 ～ 1200IU；若维生素D缺乏严重，则建议在专科

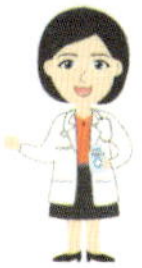

医生指导下增加维生素D补充剂量。

补充维生素D后还应注意定期复查25（OH）D，维持25（OH）D＞75μmol/L，以降低跌倒和骨折风险。

总结：作为人体必需的微量有机物质，维生素D不仅在钙磷代谢和骨骼肌肉健康方面起到重要作用，还可能参与免疫调节、糖脂代谢、心血管保护等重要机体功能。但维生素D缺乏和营养不足已成为全球性的社会健康问题，亟须我们重视和积极防治。充足的日光照射是预防维生素D缺乏最安全、价廉和有效的手段。对不能充分日照或维生素D营养不足者则建议外源性补充维生素D。维生素D是防治骨质疏松症的基本健康补充剂。重视合理补充维生素D，对维护骨骼健康很重要！

（贾觉睿智）

参 考 文 献

[1] 中国医学会骨质疏松和骨矿盐疾病分会. 维生素D及其类似物的临床应用共识[J]. 中华内分泌代谢杂志，2018，34（3）：187-200.

[2] 中华医学会骨质疏松和骨矿盐疾病分会. 原发性骨质疏松诊疗指南.[J] 中华骨质疏松和骨矿盐杂志，2017，10（5）：413.

[3] http：//wikipedia.moesalih.com/Vitamin_D#Dietary_intake.

[4] https：//www.uptodate.com/contents/zh-Hans/overview-of-vitamin-d.

36 如何远离跌跌不休、反复骨折的威胁

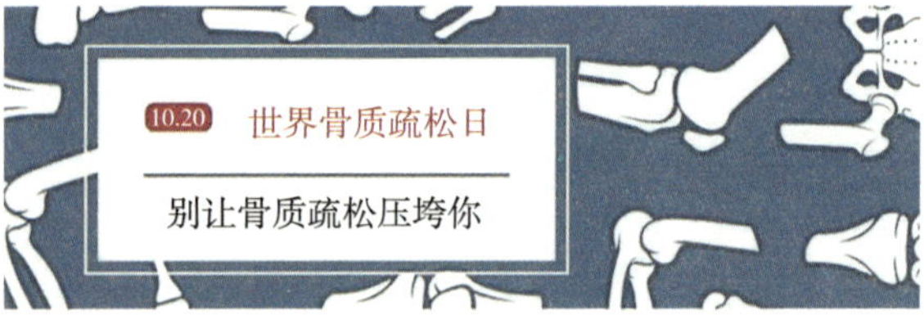

时光煮雨、日复一日，谁都难以阻挡岁月奔流不息的脚步。“最是人间留不住，朱颜辞镜花辞树”，这句有些忧伤的诗，形象地记录了世间万物衰老的过程。

在时光流逝的过程中，从大约40岁开始，我们人体的功能也在悄然变化，骨骼中矿物质和胶原蛋白的数量在减少，骨骼的质量在改变，使得骨骼不再强壮，变得疏松易折断。如影随形，我们的肌肉量慢慢减少，肌肉强度逐

渐下降，肌肉功能变得衰弱，使得我们容易跌倒，跌倒又常常引发骨折，而这一切仿佛是推倒了多米诺骨牌的第一张，由于身体功能的下降，使得老年人容易“跌跌不休”，引发反复骨折，而骨折后再骨折的风险显著增加，从而引起老年人生活质量下降、心脑血管并发症风险增加、深静脉血栓形成、肺炎、压疮等并发症，逐渐导致机体失能、衰弱、死亡率增加。小小跌倒、常见骨折，其危害不容轻视。

正是随着社会老龄化加剧，骨质疏松症已经成为患病率高、危害严重的慢性疾病，每年的10月20日被设定为世界骨质疏松日。

这提醒我们思考，该怎样关爱骨骼，守护美好未来？因此，我们将与广大中老年朋友们谈谈减少跌倒、降低骨折风险的一些简单的科普知识。

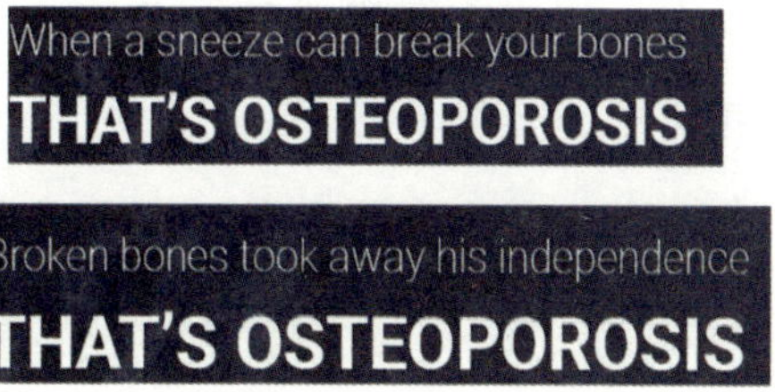

一、怎样减少跌倒风险？

跌倒看似平常，平常到没有人没有跌倒过，可反复跌倒却是机体功能下降的表现，是引发骨质疏松性骨折、急性心脑血管事件、生活质量下降等的重要诱因，对我们的健康造成诸多的不利影响。

跌倒的发生与我们身体的内在疾病和状况有关，也与我们所处的环境因素因素密切相关。我们要重视诊断和治疗这些疾病，并努力优化我们所处的环境，切实减少跌倒的发生。

1. 引发跌倒自身因素　引起跌倒风险增加的常见疾病和状况包括机体虚弱、肌少症、骨质疏松症、维生素D缺乏、糖尿病、关节炎、脑血管病后遗症、帕金森病、周围神经病、老年性痴呆、抑郁症、感觉异常、视力下降、听力下降等。

多种药物可能增加跌倒风险，包括降糖药、可能引起直立性低血压的降压药物、镇静催眠药物、抗焦虑抑郁的药物等。

另外，近年来随着智能手机的普及和应用，越来越多的人过度依赖手机，走路看手机、上下楼梯时看手机，注意力高度不集中，也是引起跌倒的重要而常常被忽视的危险因素。

2. 暗藏跌倒隐患的环境因素　我们所处的环境中，常常存在导致跌倒的诸多隐患，包括湿滑的地面、拥挤而杂乱的物品、狭小的活动空间、凌乱的电线、凸凹不平的地毯边缘、卫生间和洗浴间墙壁缺乏扶手、昏暗的灯光、陡峭狭窄的楼梯、商场医院等人流拥挤、交通混乱等，都可能增加跌倒的危险。

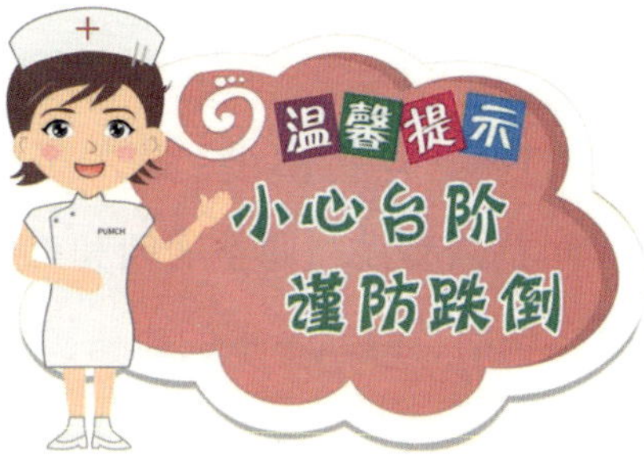

3. 从自身因素着手减少跌倒风险　在相关医生和护士的帮助下，积极诊断和治疗上述容易引发跌倒的疾病。日常生活中，注意加强锻炼，包括抗阻运动与有氧运动，循序渐进、持之以恒，以改善肌肉功能、促进骨骼健康。注意加强营养补充，摄入充足、优质的蛋白质，建议每天蛋白质摄入量1.0 ～ 1.2g/kg。在医生的指导下，科学补充钙剂和维生素D，以改善肌力。在医生的帮助下，纠正视力和听力异常。注意穿着跟脚、防滑、舒适的鞋子，避免穿鞋跟过高、过细的高跟鞋或鞋底过厚的松糕鞋。避免进行危险的运动，如攀岩、滑雪、从高处跳下、高强度对抗运动等；避免在人群拥挤、交通混乱的环境中活动；下雨或下雪天，避免到湿滑的区域活动，以免滑倒。保持内心的平和，避免急躁、焦虑的情绪。告别手机依赖，尤其在走路、上下楼梯时，停止使用手机。充分利用时间，锻炼身体，提高身体的协调能力和平衡能力。服用可能引起直立性低血压药物的朋友，注意体位变化时要放慢速度，比如夜间起床时，最好先在床上坐几秒钟，然后下床站立几秒钟，等身体平稳后再行走。

4．优化环境，减少跌倒隐患　整理房间，清理不必要的杂物，使房间整洁有序；调整房间和走廊灯光，使环境变得明亮；废弃老旧、凸凹不平的地毯；厨房、卫生间、浴室尽可能使用防滑地砖；卫生间、浴室墙壁安装必要的把手，盥洗室安置牢固舒适的板凳；调整物品摆放位置和距离，尽可能方便拿取。

二、如何强健骨骼，减少骨折风险？

注意防止跌倒固然重要，可打铁还需自身硬，强健骨骼更是防治骨折及其并发症的重中之重。

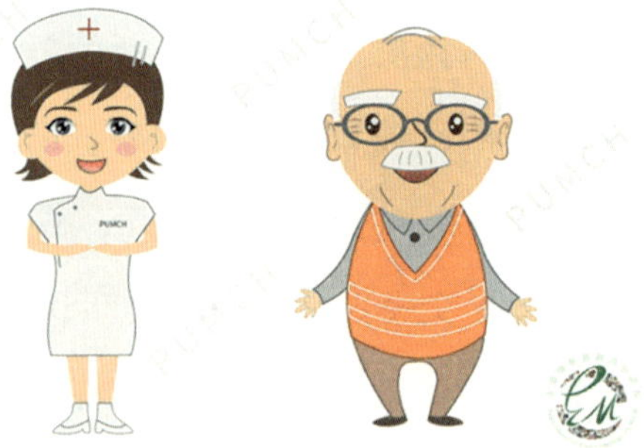

1．骨质疏松症的危险因素　大约从40岁起，我们的骨量逐渐开始流失。引起骨质疏松的危险因素纷繁复杂，

包括年龄老化、女性绝经、骨折家族史、长期吸烟、酗酒、过度饮用咖啡或碳酸饮料、长期缺乏阳光照射、缺乏锻炼、营养不良、体型过度消瘦；罹患影响骨骼健康的疾病，包括多种内分泌系统疾病、风湿免疫系统疾病、消化系统疾病、慢性肝肾疾病、血液系统疾病、神经系统疾病等，由于篇幅所限，这里难以一一详述；服用影响骨骼健康的药物，包括糖皮质激素、过量的甲状腺激素、抗癫痫药物、质子泵抑制剂、芳香化酶抑制剂、某些抗病毒类药物等。

2．提示骨骼健康可能出现问题的信号　不同程度的四肢或腰背部疼痛；身高明显下降，较年轻时变矮了 3 cm 以上；出现驼背等骨骼畸形；在比站高还低的位置跌倒或日常活动即引发骨折，即脆性骨折，这些情况提示我们可能罹患了骨质疏松症，需要积极寻求医生的帮助，尽早诊断和治疗骨质疏松症（图1、图2）。

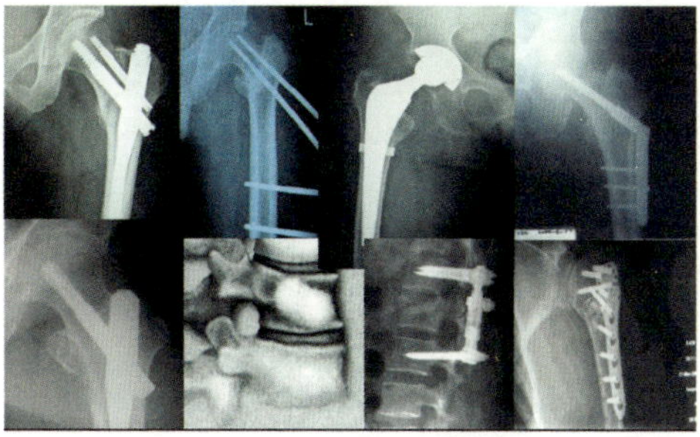

图1　骨质疏松性骨折的危害

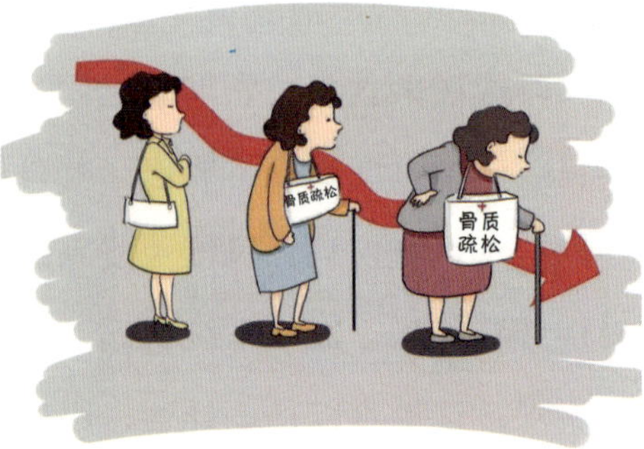

图2　骨质疏松症的危害

3. 打败骨质疏松症的武器　首先我们要养成良好的生活习惯，注意加强运动，接受充足的阳光照射，促进皮肤合成维生素D，进食牛奶、酸奶、豆浆等含钙丰富的食物，增加优质蛋白质的摄入，戒烟、限酒，注意体重管理，保持适当的体型。在医生的帮助下，减少长期服用不利于骨骼健康的药物，积极治疗危害骨骼健康的疾病。

在医生的指导下，合理使用防治骨质疏松症的基础药物，包括钙剂和维生素D制剂。如果您已经确诊骨量减少、骨质疏松或严重骨质疏松症，应在医生的指导下，联合使用强有效的抗骨质疏松症药物，包括抑制骨吸收的药物，如双膦酸盐类、雌激素、选择性雌激素受体调节剂、地珠单抗等多种药物，或者选用促进骨形成的药物，包括甲状旁腺素1-34片段、维生素K等药物，这样才能增加骨密度、降低骨折率，促进骨骼健康。

4. 诊断和治疗骨质疏松症的科室　通常在女性绝经

后或男性50岁后，骨质疏松症开始逐渐发生，如果您有骨骼相关疾病症状或危险因素，需要医生的帮助，可以去内分泌科、骨科、妇产科、老年科等科室就诊，少数医院还设立了骨质疏松科或代谢性骨病科，可以为您提供帮助。

医生可以安排进一步的血液生化指标的检查，骨骼X线片的检查，骨密度检测，外周定量CT扫描，骨骼核素显像等，来了解您骨骼健康的状况。如果存在骨骼疾病，医生将进一步帮助您仔细寻找原因，并给予科学有效的药物治疗，来减轻您的病痛，改善骨骼健康状况。

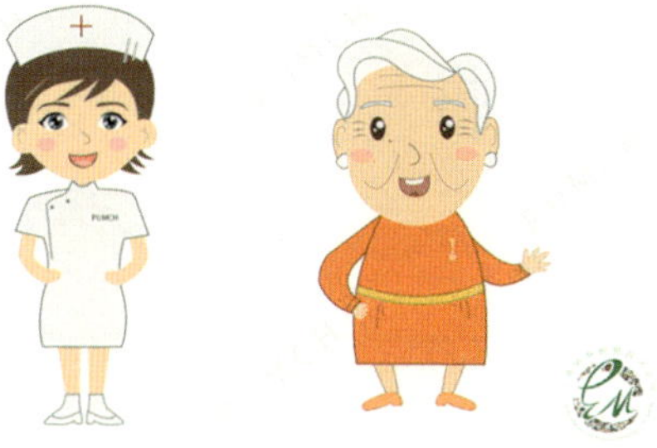

骨骼、肌肉健康对我们的生活十分重要，如果骨骼或肌肉出现严重问题，不仅会导致我们的生活质量明显下降，甚至可能会使我们失去宝贵的自由，正如裴多菲先生诗中所说“生命诚可贵，爱情价更高，若为自由故，二者皆可抛”。可见，减少跌倒、保护骨骼、远离骨折危险非常重要。“莫道桑榆晚，为霞尚满天”。广大的中老年朋友们，让我们从现在开始，采取行动，减少跌倒风险，抗击骨质疏松症，守护美好未来。

（李　梅）

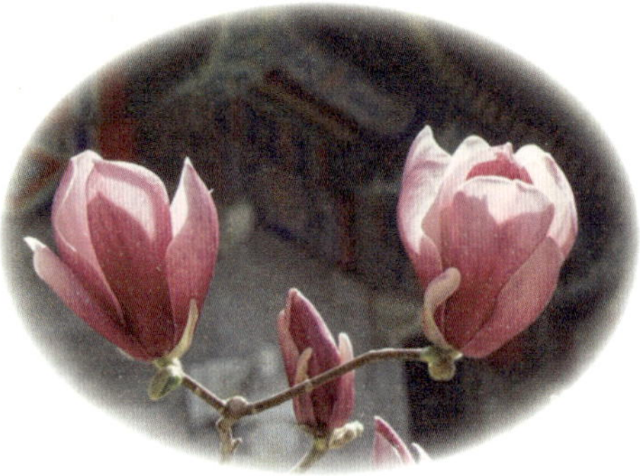

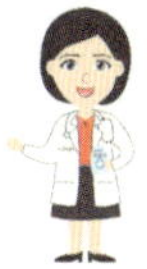

37 关于骨质疏松症的真相与误区，美小护专门为您开了一场辩论会

骨质疏松症可防可治，重点在预防，而预防的关键之一就是护理。有句话说得好，细节决定成败。通过前面的介绍我们已经了解到骨质疏松症的危险因素，包括不健康的生活方式、罹患影响骨代谢的疾病、服用影响骨代谢的药物这三个方面。我们平时生活中能做到的，就是在配合医生用药的同时，对骨质疏松症患者不健康的生活方式进行干预，也就是护理，这是最基础，也是最重要的。美小护将会通过纠正我们对骨质疏松症的一些小误区来调整我们的生活方式，从而达到配合治疗减轻骨质疏松症的目的。

不良生活方式vs美小护

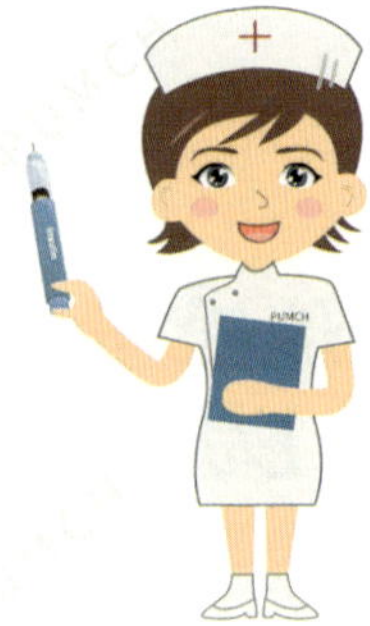

一、第一场辩论

误区：骨质疏松是老年病，与生活习惯无关。

真相：大量饮咖啡和碳酸饮料，不利于骨骼健康。咖啡含有咖啡因，会增加钙在肠道及尿液中的钙流失。碳酸饮料中含有大量的磷酸盐，会干扰肠钙的吸收。大量吸烟及饮酒，也不利于骨骼健康。

正确做法：戒烟限酒，并且少喝咖啡和碳酸饮料。

二、第二场辩论

误区：骨质疏松不就是缺钙嘛，缺啥补啥不就得了？

真相：骨质疏松症患者仅仅补钙是远远不够的，还需补充维生素D，必要时还应在医生指导下，给予有效的抗骨质疏松治疗药物。

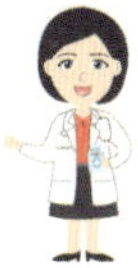

正确做法：去正规医院就诊，让医生判断有无维生素D缺乏，是否需要增加日晒，促进维生素D合成。以下是食物中维生素D含量，仅供参考（表1）。

表1　食物维生素D含量表

食　物	维生素D含量（IU/100g）
野生三文鱼	600 ～ 1000
养殖三文鱼	100 ～ 250
沙丁鱼（罐装）	300 ～ 600
金枪鱼（罐装）	236
香菇（新鲜）	100
香菇（晒干）	1600
鸡蛋黄	每个含200IU

三、第三场辩论

误区：晒太阳对骨骼有益吗？怕晒黑、怕过敏，怕冷，没时间，我就在屋里晒太阳吧？

真相：皮肤是合成维生素D的重要组织，在紫外线照射下，会以胆固醇为原料，合成骨骼健康所必需的维生素D。然而，我们很多人都不重视晒太阳，也不会晒太阳。日晒时间不够，或隔着玻璃，涂抹防晒霜，戴口罩帽子，打伞都起不到晒太阳的效果。

正确做法：①注意日照时间，上午11点至下午3点去晒太阳，此时阳光中的紫外线最为充足；②晒太阳时暴露

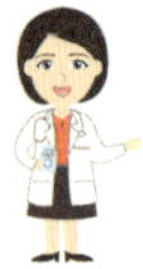

四肢和面部，不能隔着玻璃晒太阳，更不能涂抹防晒霜；③每次要保证晒足15～30分钟，每周2～3次。

四、第四场辩论

误区：喝骨头汤等同于补钙。

真相：骨头汤里溶解了大量脂肪和嘌呤，不宜过多食用，而钙质含量较少，喝骨汤补骨骼是误区。

正确做法：加强营养、均衡膳食，多吃含钙高的食物。由于国人的传统饮食习惯，膳食中摄入的钙量比较低，每天只有大约400mg，所以我们更应注意调整膳食习惯，充分摄入含钙高的食物，如牛奶、豆浆、虾皮、虾酱、深绿色蔬菜等。以下是食物中钙含量举例（表2）。

表2　食物中的钙含量

食　物	钙含量（mg/100g）	食　物	钙含量（mg/100g）
大米	13	人乳	30
标准面粉	31	生乳	104
黄豆	191	鸡蛋黄	62
豆腐	308	瘦猪肉	6
黑木耳	247	鸡肉	9
花生仁	284	虾皮	991
鲫鱼	146	虾米	555
黑芝麻	780	海带	348

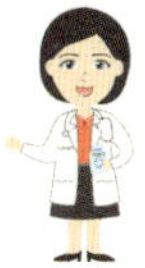

五、第五场辩论

误区：得了骨质疏松症，为了避免骨折，我还是多休养，别活动了。

真相：骨质疏松症患者除骨折急性期以外，建议应适当增加一定强度的负重运动，增加肌肉力量，锻炼机体协调性，肌肉力量的增加可以加强对骨骼的支持作用。

正确做法：适量规律运动，促进骨骼和肌肉健康，避免跌倒的危险因素。运动分为有氧运动和抗阻运动。原发性骨质疏松症诊疗指南中指出，骨质疏松症患者应该首选抗阻和负重运动，抗阻运动可以增加肌肉的横截面积、肌纤维数量，从而提高肌肉力量，减少骨质流失。负重运动可以增加骨密度，改善骨质疏松。当然，在开始运动之前要咨询医生，评估身体是否适合运动，循序渐进，逐渐增加运动量，并且要注意运动安全，避免外伤和跌倒。以下是运动强度分类表，仅供参考，具体情况还需咨询医生，量力而行（表3）。

表3　运动强度分类表

分　类	举　例
高强度运动	跳绳、游泳、快跑、球类运动
中等强度运动	快走、慢跑、骑车、爬楼梯
轻度运动	广播操、太极拳
非常轻度运动	购物、散步、做家务

六、第六场辩论

误区：治疗骨质疏松症补钙和维生素D就行了，不用吃药。

真相：如果确定患有骨质疏松症，单纯补钙是不能治愈的，建议积极诊断与用药治疗。

正确做法：需要积极采用抗骨质疏松药物治疗的情况：①已有椎体或髋部脆性骨折史；②双能X线吸收检测法（DXA）测定腰椎、股骨颈、全髋或桡骨远端1/3处骨密度T值≤ -2.5；③骨量低下（$-2.5 <$ T值 < -1.0），且合并肱骨上段、前臂远端、骨盆脆性骨折，或医生经FRAX®工具计算，未来骨折风险明显升高者。

关爱骨骼健康，我们应从养成健康的生活方式做起，纠正很多想当然的不正确的观点，在医生指导下进行早期预防，积极治疗。

让我们一起关爱骨骼健康，从生活中的点点滴滴做起。

（何　芳　董亚秀）

参　考　文　献

[1] 中华医学会骨质疏松和骨矿盐疾病分会. 原发性骨质疏松症诊疗指南（2017）[J]. 中华骨质疏松和骨矿盐疾病杂志，2017，10（5）：413-444.

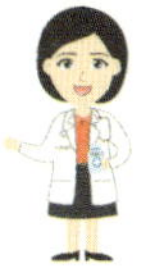

38 解析成骨不全症的秘密，从骨子里酷起来

2010年5月6日，澳大利亚的成骨不全症病友和家长共同发起了成骨不全症关注日（Wishbone Day），之后多个国家的成骨不全症组织加入到此关注日活动中。在每年的5月6日，通过多种活动让人们了解遗传性骨骼疾病——成骨不全症。2020年国际成骨不全日的主题是“从骨子里酷起来”，让我们一起关爱骨骼，让世界更美好。

成骨不全症到底是一种什么样的疾病？该如何进行诊断？这种疾病的治疗办法有哪些？让我们走近这种罕见的遗传性骨骼疾病，去了解疾病的秘密。

我们都听说过玻璃心，是形容人的内心敏感脆弱，容易受到伤害。可是，如果我们的骨骼像玻璃一样脆弱，轻微外力下就反复发生骨折，在花季年龄，我们要承受多次骨骼折断带来的疼痛，不能奔跑、不能行走，甚至不能站立，我们该如何坚强面对呢？

导致骨骼像玻璃一样脆弱，从小发病，反复轻微外力下发生多次骨折的疾病，就是成骨不全症，又被大家称为“玻璃娃娃或瓷娃娃”。这是一种较为罕见的遗传性骨骼疾病，新生儿发病率为1.0/（15000～20000），85%～90%为常染色体显性遗传，其余为常染色体隐性遗传或X连锁遗传。由于这种疾病主要为常染色体显性遗传，患者家族中常常有多人患病。

一、是谁施了魔法，让我们的骨骼变得像玻璃一样脆弱不堪？

我们知道，骨骼中有钙、磷、镁等使骨骼坚硬的矿物质，同时，骨骼中还有非常重要的、我们以往也许不太了解的蛋白质，其中90%是Ⅰ型胶原蛋白。它们是由三条链构成的绳索一样的结构（图1），使骨骼具有充分的柔韧性，对于维持骨结构完整和力学性能具有至关重要的作用。如果Ⅰ型胶原蛋白的编码基因或其代谢相关基因发生突变，引起Ⅰ型胶原数量减少或结构异常，就会导致骨密度下降。骨强度减低，患者很容易在轻微外力下发生骨折，此时，我们就患上了成骨不全症，骨骼变得像玻璃一样脆弱，容易被伤害。

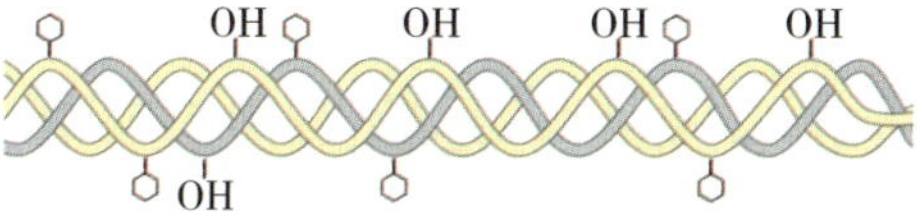

图1　I型胶原的分子结构示意

二、如何明确我们是否罹患了成骨不全症？这种疾病有哪些危害？

此疾病属于遗传性骨病，患者常常从小发病，以轻微外力下骨折为特征，患者往往具有阳性骨折家族史，还常出现蓝巩膜、听力受损、牙本质发育不全等骨骼外表现，部分患者可以伴有关节韧带松弛、心脏瓣膜病变等。由于疾病引起患者反复发生骨折，如果未能获得及早和有效的治疗，可能导致严重骨骼畸形、肌肉萎缩、活动能力下降，生活质量严重受损，甚至致残，可见疾病的危害是很大的（图2）。

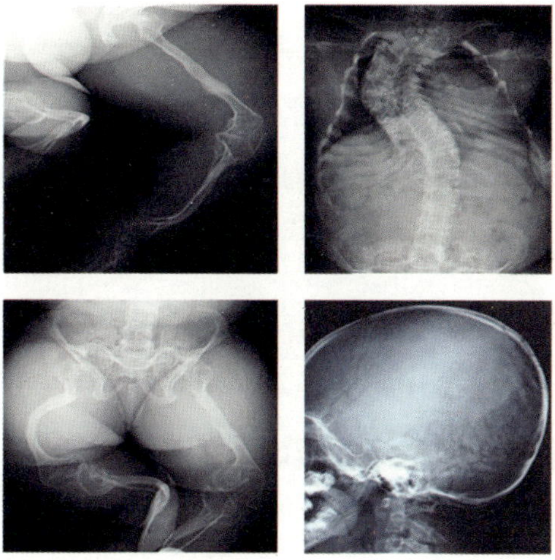
图2　成骨不全症的骨骼X线片

如果有上述疾病症状，首先建议尽快到对此疾病诊治有经验医院的内分泌科、骨科或儿科就诊，医生会详细了解病史，进行体格检查，评估多种骨代谢生化指标、骨骼X线片、骨密度，完成临床诊断和鉴别诊断。必要且有条件时，可以进行疾病相关致病基因突变检测，完成疾病的分子诊断。医生会根据病情轻重及致病基因突变情况，进一步了解疾病的分型和可能的原因。

如果成骨不全症诊断明确，患者及家长要注意改变生活方式。由于骨折常常由跌倒引起，而此疾病多数从小发病，小朋友们的危险意识不足，自我保护能力薄弱，家长的细心看护、预防跌倒尤为重要。此外，应加强功能锻炼，提高肌肉功能，改善身体的协调能力，避免肌肉萎缩和失用性骨质疏松的发生。进食含钙丰富的食物，加强户外活动，促进皮肤在阳光照射下合成维生素D，也对病情有益。

大家熟悉的钙片和维生素D类药物，有助于改善骨骼营养状况，但不足以降低骨折风险，建议在医生指导下，与其他更有效的药物联合使用。尽管成骨不全症目前尚无针对致病基因突变的治疗措施，但有效的药物治疗有助于增加患者骨密度，降低骨折风险，改善疾病的症状。目前应用较多的有效治疗药物是双膦酸盐类，此类药物通过降低破骨细胞活性、增加骨密度来降低患者骨折风险，由于此类药物目前尚无治疗成骨不全症的适应证，一定要在医生的指导下，签署知情同意书后，再开始采用适宜剂量进行治疗。对于成年患者，有研究显示促进骨形成的药物甲状旁腺素片段，可能有助于增加患者的骨密度，但此药物治疗成骨不全症的临床经验有待于进一步积累。未来还有多种新型的单克隆抗体类药物，通过抑制破骨细胞或促进成骨细胞活性增加患者的骨密度，改善疾病的临床症状，这些新型治疗药物值得期待。

如果患者出现严重的骨折或骨骼畸形，建议在有经验的骨科医生指导下，决定是否手术治疗。术前要充分评估手术的获益与风险，并选择合适的手术时机和手术方式。手术前后，内外科医生要密切合作，给予有效的药物治疗（图3），以增加内固定物的稳定性，并减少再骨折的风险。术后细心的护理，科学的康复治疗，对于患者恢复肢体功能也是不容忽视的。

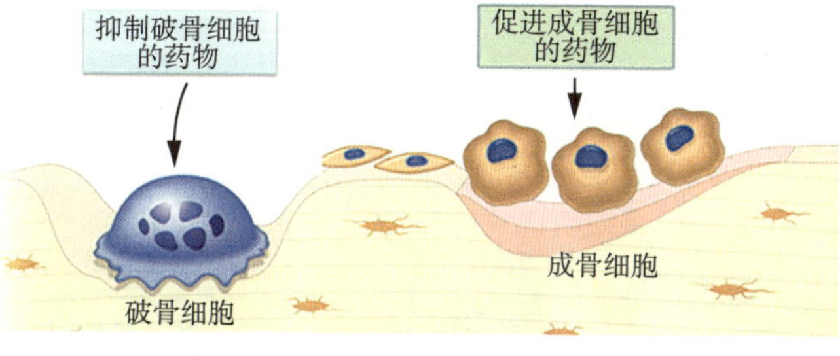

图3　可能对成骨不全症有效的治疗药物

囿于篇幅，难以对此疾病的诊断与治疗进行详细梳理。关于成骨不全症的诊疗流程，详见2019年中华医学会骨质疏松和骨矿盐疾病分会发布的《成骨不全症临床诊疗指南》（图4）。

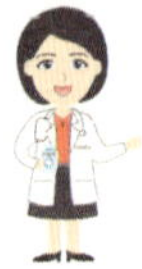

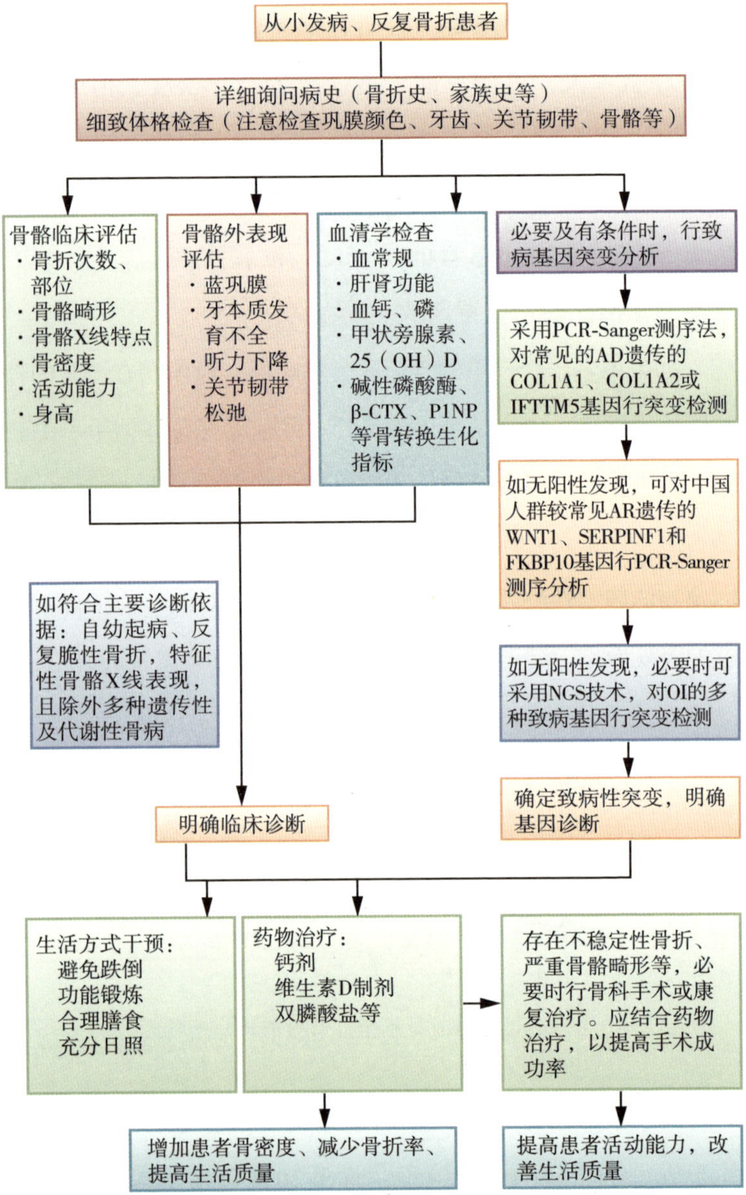

β-CTX：β-胶原降解产物；P1NP：Ⅰ型胶原氨基端前肽；AD：常染色体显性遗传；AR：常染色体隐性遗传；NGS：二代测序技术；OI：成骨不全症

图4　成骨不全症临床诊疗流程图

当我们的骨骼变得脆弱不堪时，患者和家长要保持乐观的心态，勇敢面对疾病，与医生一起努力，坚持治疗，不断增加我们的骨密度，改善骨强度，降低骨折风险。

在临床工作中，常常遇见经历过数次骨折，却依然乐观面对生活的成骨不全症小朋友，“也许生活吻我以痛，我却报之以歌”，感谢这些坚强而美好的小朋友们，相信未来可期，让我们一起加油，努力战胜疾病，从骨子里酷起来！

（李 梅）

参 考 文 献

［1］中华医学会骨质疏松和骨矿盐疾病分会. 成骨不全症临床诊疗指南［J］. 中华骨质疏松和骨矿盐疾病杂志，2019，12（1）：11-23.

［2］Forlino A，Marini JC. Osteogenesis imperfect［J］. Lancet，2016，387：1657-1671.

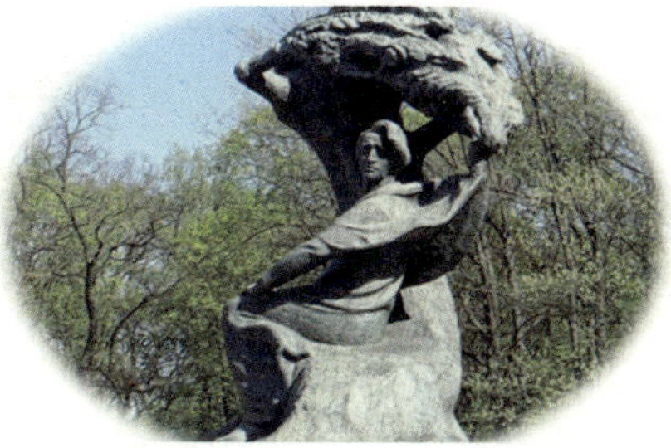

肌肉脂肪篇

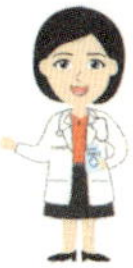

39 “肌”不可失，你健康的秘“泌”武器

如果把人体比作一幢大楼，骨骼就像钢架，而附着在骨骼上的骨骼肌则是水泥、砖瓦，婴儿第一次睁眼、啼哭、说话、吃饭，生命的一呼一吸，动作表情，都要依靠骨骼肌的收缩与舒张运动。骨骼肌除了运动功能，也如同人体的甲状腺、胰腺、肾上腺，可发挥内分泌作用，调节能量代谢，影响大脑、骨骼、肝脏的功能，肌肉含量减少会使我们人体的大楼危如累卵，可以说是我们健康的秘“泌”武器。

一、浅析骨骼肌结构

骨骼肌遍布全身，主要位于我们的躯干和四肢，大多数附着于骨骼，少数附着于皮肤（称为皮肌），人体共有600余块骨骼肌，约占体重的40%，比骨骼还要沉。骨骼肌形态各异，按照外形大致分四种：长肌、短肌、阔（扁）肌和轮匝肌。基本结构包括肌腹和肌腱，阔肌的腱性部分称为腱膜。骨骼肌的功能单元被称为肌纤维（图1）。

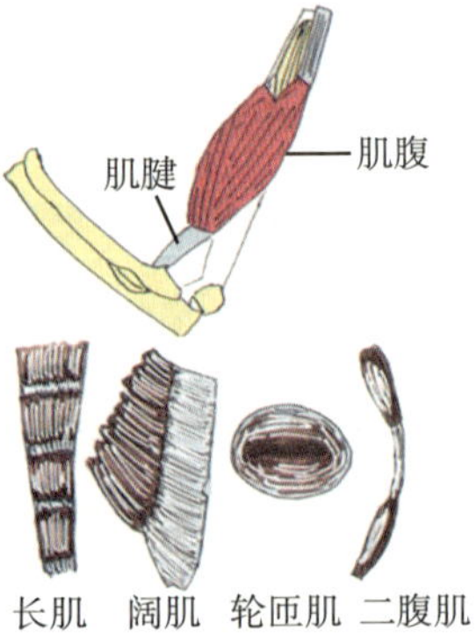

骨骼肌分类

种类	功能	举例
长肌	迅速收缩、产生运动	肱二头肌、腹直肌
短肌	躯干深部	肋间肌
扁肌（阔肌）	保护内脏	肩胛肌 胸大肌
轮匝肌	睁眼、张口运动	口、眼轮匝肌

图1　骨骼肌分类

二、众里寻他千百度——骨骼肌“激素”的发现之路

早在20世纪初，科学家们就猜测运动中的骨骼肌可以产生某种代谢调节物质，这种调节不依赖于神经系统的反馈，类似内分泌系统的激素。起初将这种物质称为“运动因子”（exercise factor），但在漫长的50年时间都没有

真正找到这种物质。近年来，科学家们在收缩的骨骼肌中检测到一种免疫细胞因子——白介素6（IL-6），其可介导骨骼肌对肝脏糖代谢的调节。2003年，学术界将骨骼肌纤维中生成和释放的具有内分泌功能的物质称为“肌源性因子”（myokine），“myokine”一词源自希腊语的“肌肉”和“运动”，顾名思义，这些物质的分泌依赖骨骼肌的收缩运动。目前，通过蛋白质组学方法已鉴定出100多种肌源性因子，基于全基因组关联研究（GWAS）和转录组学分析已报告了250多种潜在的因子，可见，这是一个庞大的家族。

三、功能强大的肌源性因子的作用

1. 骨骼肌生长　一些肌源性因子分泌后作用于骨骼肌本身，如肌肉生长抑制素（myostatin）、白介素4、白介素6和白介素7等，它们与肌肉正常形态的维持和生长有关。调控肌肉生长抑制素的基因突变发生突变使肌肉生长抑制素分泌减少，骨骼肌就像失去了控制一样“野蛮生长”，科学家们观察到这种基因突变的小鼠、牛比正常的同类动物强壮很多，人类也是如此（图2）。

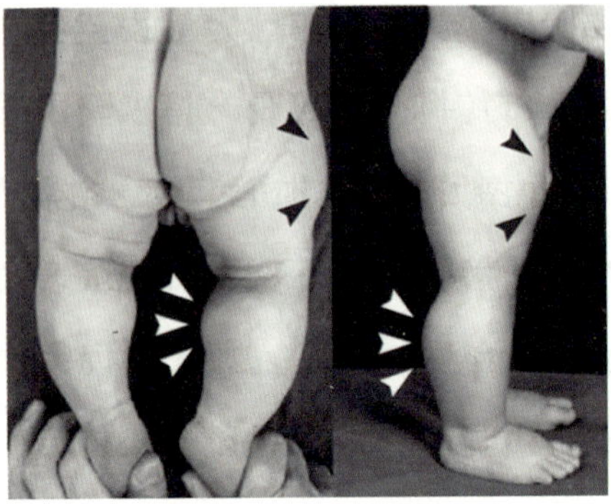

图2 肌肉生长抑制素基因突变患者

肌肉生长抑制素基因突变的孩子，新生儿和7月龄时的下肢。股四头肌的横截面是同龄孩子平均值的7.2倍

2．脂肪与能量代谢 科学家们发现，脂肪细胞分泌的炎症因子是2型糖尿病、冠心病、乳腺癌、痴呆症等疾病的“罪魁祸首”。缺乏锻炼或者久坐的生活方式增加我们的内脏脂肪含量，也成为这些疾病的诱因。运动产生的骨骼肌收缩可以对脂肪细胞产生影响来改善肥胖和代谢性疾病。最先被发现的IL-6就像一个能量感应器，当机体出现能量过剩时，通过运动刺激，IL-6大量分泌，作为一个不可或缺的角色对抗脂肪分泌的炎症因子，促使肝脏增加葡萄糖输出，促进脂肪分解，降低胆固醇含量，还可以消耗内脏脂肪，增加胰岛B细胞的活力、促进胰岛素分泌。另一个较为著名的代谢调节作用的肌源性因子便是鸢尾素（irisin）。人体的白色脂肪被认为是“坏”脂肪，引起肥胖、胰岛素抵抗等问题，而棕色脂肪被认为是“好”脂肪，可以促进白色脂肪的分解。2012年发表在《自然》（Nature）杂志上

的研究发现，在大鼠和人体中，骨骼肌分泌一种物质可以促使白色脂肪转化为米色脂肪，这种脂肪和棕色脂肪非常类似，而且这种物质轻度升高即可以增加人体的能量消耗，改善肥胖相关的胰岛素抵抗，研究者用信使女神irisin为其命名，这种物质的发现也为医疗工作者治疗肥胖提供了新的研究思路。

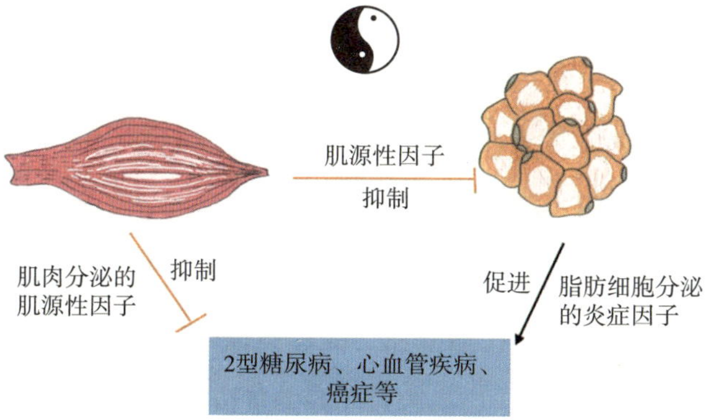

图3　肌肉与脂肪的“阴阳”平衡

3. 调节其他器官功能　骨骼肌通过肌源性因子这一信使物质，对骨骼、大脑等脏器功能进行调节。

4. 骨骼　肌肉和骨骼是骨肉相连，互为依托。没有了肌肉的小鼠骨骼出现矿化不良，提示肌肉能促进骨骼发育。肌肉分泌的骨诱导因子（OGC）和序列相似家族5成员C（FAM5C）等可以促进骨骼的形成，肌肉运动后产生的鸢尾素可以抑制破骨细胞形成。

5. 大脑　最新的研究发现，骨骼肌和大脑之间存在一个“内分泌轴”，中等程度以上的运动可以改善我们的脑功能。骨骼肌分泌的组织蛋白酶B有助于增强我们的记忆中枢——海马，增强我们的记忆力和学习能力。运动时，骨骼肌大量分泌的IL-6还可以穿过血脑屏障产生抑制食欲的作用。另外，肌源性因子还有助于改善抑郁状态。

四、“肌”不可失——您是否知道肌少症

随着年龄增长，我们的身体成分会发生变化。35岁之后，我们的肌肉量每年就会减少1% ～ 2%，男性肌肉组织的丢失大于女性。因此，你的“瘦”可能不是因为脂肪少了，而是肌肉在丢失，这种肌肉减少引起的体重减轻有时会被增加的脂肪掩盖，不易察觉。肌肉减少是一种生理过程，严重时可发展为一种疾病。这种疾病叫做肌少症，又称为肌肉衰减症，是指随年龄增长，全身骨骼肌进行性减少，合并或不合并肌肉强度下降和功能减退（图4）。据统计，60岁以上人群肌少症的患病率为6% ～ 20%。肌少症怎样诊断？要从肌肉含量、肌肉力量、肌肉功能等多个方面由专业的医生进行评估。国际肌少症与衰弱工作小组推荐65岁以上的老年人应进行每年1次的肌少症筛查。引起肌少症最主要原因的是运动减少，所谓“用进废退”，其他因素包括营养不良、合成代谢激素水平降低、胰岛素抵抗等。肌少症合并骨质疏松症可显著增加跌倒和骨折风险，继而

成为老年人致残、致死的重要原因之一。近些年来的研究也发现肌少症与代谢综合征之间的相关性，可见健康的骨骼肌与正常代谢之间是相互促进的。

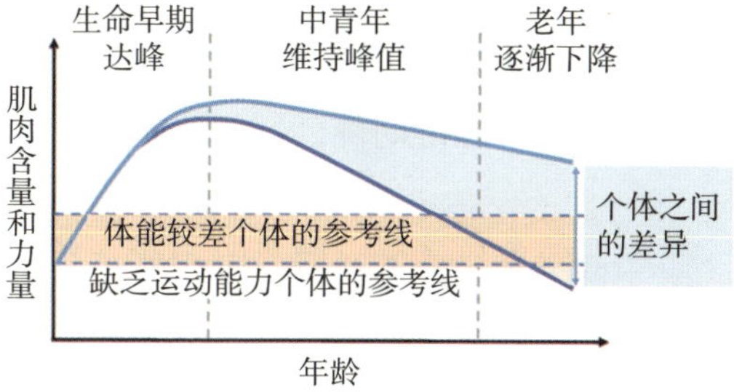

图4　肌肉量和肌功能随年龄的变化

五、肌少症该如何治疗

对于肌少症的防治，运动是良方。如果您中等程度以上体育锻炼时间少于每周150分钟，就属于缺乏锻炼。运动是我们保持肌量和肌力最为有效的手段之一，更可以对肌少症起到防治作用。为了肌肉含量和力量能有更好的储备，从青少年期开始就要加强运动，打下良好的基础，青中年人则需通过充足运动来维持肌肉的含量。老年人运动方式因人而异，需要保证安全，可采用主动运动和被动活动、肌肉训练与康复相结合的手段，达到增加肌量和肌力，改善运动能力和平衡能力，降低骨折风险。

此外，在医生指导下，保证充足蛋白质的摄入量，有

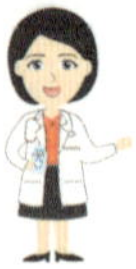

助于肌肉的合成代谢。近年来研究显示维生素D制剂有助于增加肌力，改善肌肉功能。对于雄激素缺乏的患者，在医生指导下，充分评估治疗的获益与风险，酌情补充雄激素治疗，对于增加肌肉量和改善肌肉功能有一定的帮助。近年来肌肉生长抑制素的单克隆抗体等多种治疗肌少症的新型药物也在研发中，值得期待。

肌肉衰减综合征营养与运动干预中国专家共识的推荐

- 运动方式：每天40~60分钟　中至高强度运动（如快走、慢跑），其中抗阻运动20~30分钟
- 抗阻运动：坐位抬腿、静力靠墙蹲、举哑铃、拉弹力带等
- 减少静坐

关于骨骼肌的重要功能，您是否已经了解到了呢？为了更强壮的骨骼肌和健康的身体，让我们一起养成运动的好习惯吧！

（金晨曦　夏维波）

参考文献

[1] Eckel J. Myokines in metabolic homeostasis and diabetes [J]. Diabetologia, 2019, 62 (9): 1523-1528.

[2] Pedersen BK, Febbraio MA. Muscle as an endocrine organ: focus on muscle-derived interleukin-6 [J]. Physiol Rev, 2008, 88 (4): 1379-1406.

[3] Kim G, Kim JH. Impact of Skeletal Muscle Mass on Metabolic Health [J]. Endocrinol Metab (Seoul), 2020, 35 (1): 1-6.

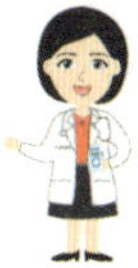

[4] Pedersen BK. Physical activity and muscle-brain crosstalk [J]. Nat Rev Endocrinol, 2019, 15 (7): 383-392.

[5] 中华医学会骨质疏松和骨矿盐疾病分会. 肌少症共识 [J]. 中华骨质疏松和骨矿盐疾病杂志, 2016, 9 (3): 215-227.

40 走近不简单的脂肪

俗话说“每逢佳节胖三斤”，如今“胖子”越来越多，意味着身上的肥肉越来越多，这里说的肥肉，就是我们今天要介绍的主角——脂肪。大多数人都觉得脂肪多了不好，肚子越来越大，腿越来越粗，形象越来越油腻。殊不知，我们人体的脂肪也有差异，这里就带大家重新认识一下不简单的脂肪。

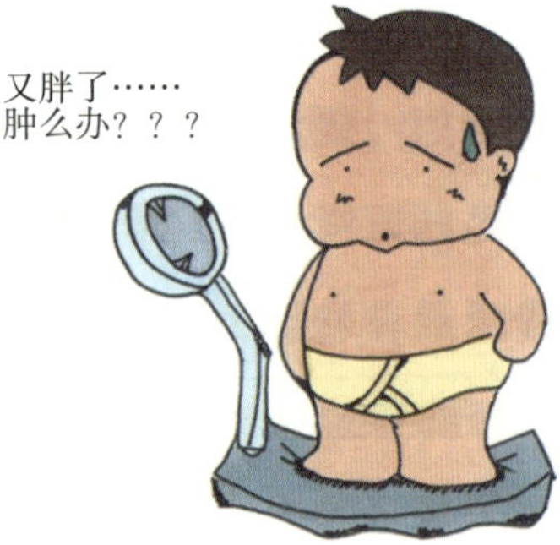

一、脂肪有哪些用处？

脂肪其实是人体不可或缺的部分，是体内储存能量和供能的“仓库”。我们进食后，摄入的能量在胰岛素的作用下，可以以甘油三酯的形式高效能地储存在脂肪中，避免餐后血糖和血脂过高。而当我们处于饥饿状态时，储存在脂肪组织中的甘油三酯就可以分解，给机体供能，避免饥饿导致的血糖降低。通过氧化脂肪，可以维持机体血糖的稳定，保持机体正常的生理代谢功能。每氧化1克脂肪可以释放出9千卡的热量，是糖类、淀粉和纤维的2.25倍。除了储能和供能的作用外，脂肪还具有重要的隔热、保持体温，以及缓冲外界冲击力的作用。北极熊能在冰天雪地的北极生存，主要是其皮下有厚厚的脂肪，用来保温和供能。

二、脂肪都在哪里？

脂肪分布在人体不同的部位。按照分布的位置不同，大致可以分为皮下脂肪和内脏脂肪。皮下脂肪是指位于皮肤下面的脂肪，包括脸部、胳膊、腹部、臀部和大腿等，用手指就可以捏到，这也是我们经常谈论的脂肪。皮下脂肪增多看起来可能不太美观，但是它却是我们餐后能量储存的主要部位，而且具有超强的脂肪储存能力。脂肪细胞通过体积增大，储存更多的甘油三酯，为避免餐后高血糖作出了重要贡献。所以，我们常说的“我又胖了”，其实在一定程度上避免了机体过早出现高血糖、高血脂，也就是说皮下脂肪适度增多对机体是有好处的。内脏脂肪就是位于身体内部，用来包裹或者填充在重要器官之间的脂肪，如心、肝、肾、胃肠道等部位的脂肪，这是我们直接用手不能触及的。适量的内脏脂肪起到了保护固定器官，避免器官之间机械摩擦的重要作用。内脏脂肪也具有餐后能量储存的作用，但是相较于皮下脂肪，其脂肪储存能力较小。在能量摄入过多时，很容易超过脂肪细胞的存脂能力，脂肪细胞体积不能继续增大而坏死，引起脂肪组织慢性炎症，逐渐导致机体出现糖类和脂肪代谢异常，也就是内脏脂肪增多，常常会使人更容易患上高脂血症、高血压、糖尿病、冠心病等多种疾病，甚至与癌症风险相关。概括起来就是皮下脂肪多了，能起到好作用，而内脏脂肪多了，则不好。但是我们怎么知道内脏脂肪多了呢？我们用手又摸不到。一种简单易行的方法就是测量腰围。准确测量腰围也是一门学问，测量腰围的位置，既不是通过肚脐眼的一圈，也不是腰部最粗的地方。测量腰围的正确方法首先应除去腰部覆盖的衣物，轻松站立，将皮尺放在髋骨上缘与肋骨下缘连线的中点，与地面平行绕腹一周，紧贴而不挤压皮肤，在正常呼出一口气后测量腰围的长度。一般来说，如果男性腰围＞90cm，女性腰围＞80cm就要小心内脏脂肪过多的问题了。

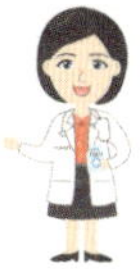

三、脂肪也分颜色?

脂肪按照其功能可分为两种，一种是白色脂肪，就是我们刚刚说过的皮下脂肪和内脏脂肪，另一种叫棕色脂肪，与白色脂肪的储存能量作用不同，它是用来消耗能量的，也就是棕色脂肪越多，机体的能量消耗就越多，意味着可以减肥。它主要位于机体的锁骨上和肩胛间，就是颈部和胸部交界处那两根横向的长条形状骨头的上方，以及后背肩膀下方突出的两块三角形骨头的中间的位置。与让人体变胖的白色脂肪相比，棕色脂肪细胞含有大量的线粒体，组织内的毛细血管非常丰富，使其呈现出微红的棕褐色。棕色脂肪在成人体内的含量虽然只占体重的0.1%，其产热效率却极高，每天能烧掉基础代谢量10%～20%的热能。如此看来，激活棕色脂肪是减肥者莫大的福音。那么，如何才能激活体内的棕色脂肪呢?研究显示，运动时人体分泌的去甲肾上腺素、鸢尾素等激素都能活化棕色脂肪。所以说，每周进行5次、每次30～40分钟的有氧运动，会增加体内棕色脂肪的活性，有助于减肥。

四、脂肪也能分泌激素?

除了棕色脂肪有助于减肥之外，白色脂肪还可以分泌一种叫做瘦素的肽类激素，顾名思义，就是让人体变瘦的激素。瘦素这个名字源自希腊语“leptos”，意为“瘦”。由于它能抑制食欲，减轻体重，因而得名。那么，瘦素是怎么做到让人体瘦下来的呢？瘦素从脂肪组织中被分泌之后，通过血液循环，来到了内分泌腺体的司令部下丘脑，与下丘脑食欲调节神经元上的瘦素受体相结合，抑制食欲的产生。人吃得少了，体重自然减轻了。此外，瘦素还能够反过来作用于脂肪组织，促进甘油三酯分解，抑制脂肪酸合成酶表达，减少脂肪含量。

五、“肥胖”是福态还是一种疾病？

当你感叹自己又变胖了的时候，是否知道，太胖也是一种疾病？判断一个人是不是肥胖有一个统一的定义指标，叫做体质指数（BMI），它利用身高和体重之间的比例去衡量一个人是否过瘦或过肥。计算方法是BMI＝体重（单位kg）÷身高的平方（单位m^2）。世界卫生组织（WHO）和中国制定了成人肥胖症的标准（表）。简单来说，对于我们中国人来说，BMI在18.5～23.9kg/m^2之间是最健康的，＜18.5kg/m^2为体重过低，≥24kg/m^2则属于超重，而当BMI≥28kg/m^2，就达到了肥胖。

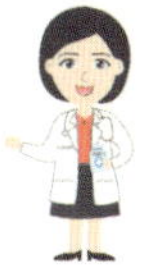

表　成人肥胖症诊断标准

分　类	WHO（kg/m^2）	中国*（kg/m^2）
体重过低	＜18.5	＜18.5
正常范围	18.5～24.9	18.5～23.9
超重	≥25	≥24
肥胖前期	25～29.9	24～27.9
1度肥胖	30～34.9	≥28
2度肥胖	35～39.9	
3度肥胖	≥40	

*2002年中国肥胖问题工作组根据24万成人数据汇总得出

六、您了解脂肪营养不良相关疾病吗?

脂肪对于我们至关重要，如果一个人因为种种原因脂肪过少，我们称之为脂肪营养不良综合征。这是一类少见病，表现为皮下脂肪和内脏脂肪减少或者消失。就像我们刚刚说过的一样，脂肪是人体重要的储存能量的仓库，如果脂肪过少，进餐后能量不能被储存在脂肪中，就会跑到血液中，导致高血脂和高血糖。所以，脂肪并不是越少越好，适量的脂肪对人体还是非常重要的。

总的来说，脂肪是人体重要的储能和供能的场所，不是越少越好。脂肪有皮下脂肪和内脏脂肪之分，内脏脂肪多了，就是肚子大了，对人体不好。棕色脂肪可以消耗能量，运动可以激活棕色脂肪。当然，避免肥胖等相关代谢异常疾病发生最重要的还是“少吃多运动”。不要摄入过多高能量的食物，如果体形肥胖了，加强运动、消耗脂肪就很重要。总之，过多或过少的脂肪都不利于身体健康。合理的运动、高纤维膳食、良好的睡眠有助于我们维持合适量的脂肪。脂肪，不多不少刚刚好。

（王　雪　龚凤英）

参 考 文 献

[1] Friedman J. 20 years of leptin: leptin at 20: an overview [J]. J Endocrinol, 2014, 223 (1): T1-T8.

[2] Jean-Philippe Bastard, Bruno Fève. Physiology and Physiopathology of Adipose Tissue, Springer-Verlag France. 2013.

[3] Rosen ED. What we talk about when we talk about fat [J]. Cell, 2014, 156: 20-44.

[4] World Health Organization (WHO). Technical report series 894: Obesity: Preventing and managing the global epidemic. Geneva: World Health Organization. 2000 [2016-01-23]. ISBN 92-4-120894-5.

[5] 史轶蘩，陈春明，周北凡，等. 中国成人超重和肥胖症预防控制指南（试行），2003年.

激素篇

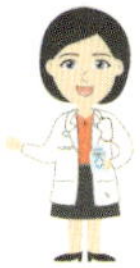

41 荷尔蒙知多少

一提起内分泌，大家常常想到荷尔蒙，神秘又陌生，什么是荷尔蒙？它到底有什么用处，我们如何知道荷尔蒙水平的高低？让我们一起了解关于荷尔蒙的秘密。

一、您知道什么是内分泌激素吗？

荷尔蒙是英文hormone（激素）的译音，这是人体的内分泌腺体或细胞分泌的一类重要物质（图1）。它们虽然含量微少，却发挥着不可或缺的作用。影响个子高矮、血糖高低、吃多吃少、身材胖瘦、情绪好坏、传宗接代等。在影响健康和疾病的各种因素中，都可以见到它们的身影。激素的分泌量是很微小的，在纳克（ng）甚至匹克（pg）

水平。然而，它们是内分泌系统的信使，在身体内发挥着信号传递，通过化学反应激活生理反应的重要作用。

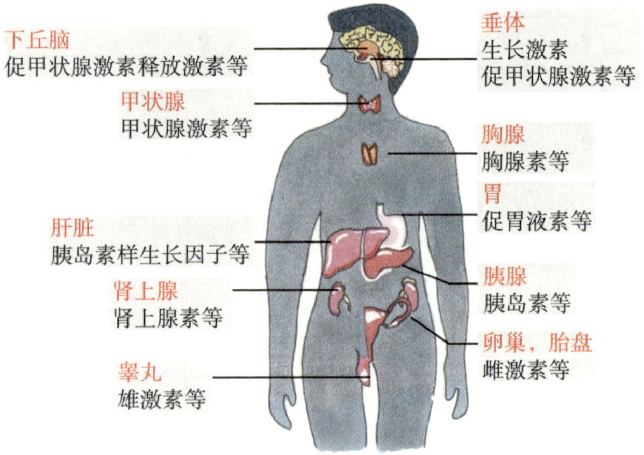

图1　人体激素分泌

二、激素的发现经历了漫长而曲折的过程

早在11世纪，我们的祖先就从皂角苷中提取出了固醇激素。在西方，19世纪末科学家从睾丸抽取液中发现了一种对雄性动物具有重要作用的物质。随后，人们相继发现了肾上腺抽提液和脑垂体后叶存在加压效应的物质，揭示了肾上腺素和加压素的存在。但是，人们对这类物质的认识仍然停留在模糊的概念。直到20世纪初，英国两位生理学——贝利斯（Bayliss）和斯塔林（Starling）发现经胃酸酸化的食物进入切除了神经的小肠时，从十二指肠

黏膜细胞释放出一种物质。这种物质能通过血液循环到达胰腺，刺激胰液迅速排放。两位科学家突破了当时固有的“神经反射”概念，大胆设想这是由“化学反射”引起的。也就是说，在神经系统之外，人体还存在一个通过化学物质的传递，调节远处器官的系统。1905年，他们采纳同事哈代（Hardy）的建议，使用源于希腊文的词根——激素（hormone，原意为刺激）命名了这一神奇的物质。从此，拉开激素调节新概念的序幕，开创了“内分泌学”这一新领域。随后，学术界掀起了寻找激素的热潮。在“激素大发现”的年代，人类相继发现了胰岛素、胰高血糖素、雌二醇、孕酮等多种激素。科学家们还发现除高等动物外，低等动物和植物中也存在形形色色的激素。

三、激素的结构是怎样的?

按照化学结构，激素主要分为两种，含氮类激素和类固醇激素。含氮类激素主要化学结构为胺、肽、蛋白质及糖蛋白，如生长激素（GH）、催乳素（PRL）、促甲状腺激素（TSH）、卵泡刺激素（FSH）、黄体生成素（LH）、人绒毛膜促性腺激素（hCG）、胰岛素、胰高血糖素、甲状旁腺激素（PTH）、降钙素、促甲状腺激素释放激素（TRH）、甲状腺素（T_4）、三碘甲腺原氨酸（T_3）、儿茶酚胺、褪黑素等。类固醇激素的化学结构为胆固醇的衍生物，如肾上腺皮质激素、性激素、维生素D等。

四、激素如何发挥重要作用?

每种激素都有特定结合并发挥作用的细胞，即靶细胞。通常，激素分泌进入血液后，顺着血流去寻找自己的靶细胞。随后，激素与其特异受体结合，发挥生物学作用。此外，有些激素并不分泌入血液，而是弥散到细胞间隙，作用于邻近的靶细胞。有些激素分泌后直接作用于自身细胞。有些激素合成后直接转运到细胞核内，结合到核受体上（图2）。

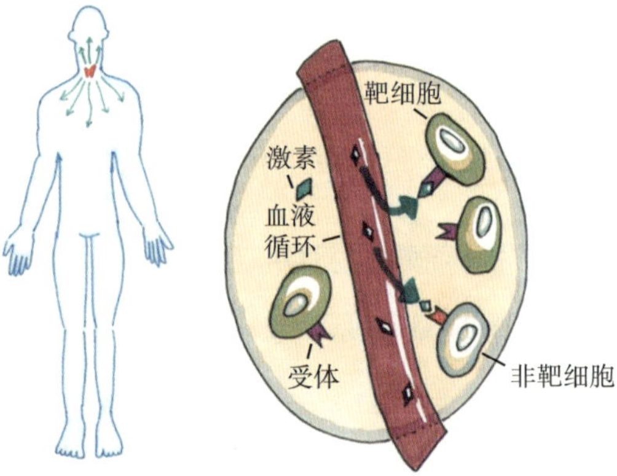

图2　激素作用

五、激素为什么具有专一而高效的作用?

激素的作用是很专一的，它只和特定受体结合。激素作用还很高效，一旦与受体结合，会在细胞中引起一系列连续的化学反应，发挥特定的生理效应（图3）。

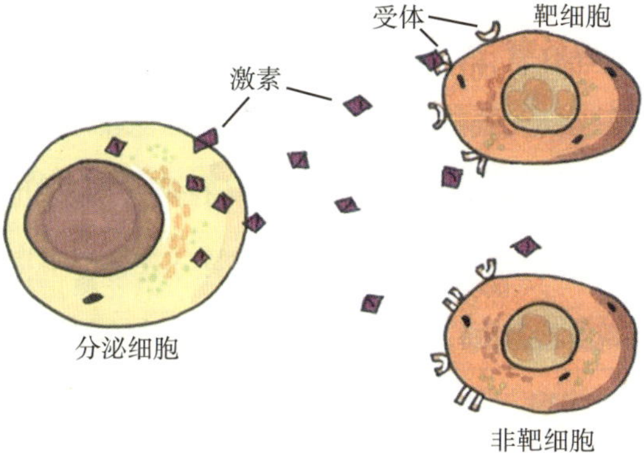

图3　激素作用专一而高效

激素的作用方式由其化学结构所决定。氮类激素是水溶性激素，不能溶解于脂肪，所以不能穿过细胞膜，只能与细胞膜上的受体结合。类固醇激素是脂溶性激素，能溶解于脂肪，所以可以穿过细胞膜进入细胞核，与核受体结合，影响基因转录。

六、如何知晓激素水平的高低?

激素对人体功能的调节是如此重要，其水平与我们的

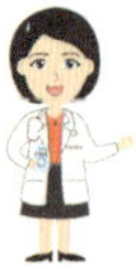

健康息息相关，因而激素水平是反映内分泌功能状态的直接指标和诊断内分泌疾病的重要依据。准确测定激素对于疾病的诊断和预后判断有十分重要的意义。但是，激素在体液中含量极低，导致了测定上的困难，常规的化学或物理方法往往无法检测到体液中的激素含量，直到放射免疫法（RIA）的建立给激素测定带来了一线曙光。由于激素的特点之一是专一性，能与其受体一对一特异性结合。科学家们根据激素的这一特点，把激素看作一种抗原，针对它来制备抗体，利用抗原-抗体反应高特异性结合的原理，用抗体捕获体液中的激素，再通过抗体上预先携带的可测定物质，如放射性核素、酶、发光物等，利用这些物质进行检测信号的放大，从而实现对微量激素的准确测定（图4）。

1959年，美国科学家雅洛（Yalow）和伯桑（Berson）首次建立了RIA。他们利用胰岛素抗体和胰岛素之间的免疫反应与放射性核素技术相结合，测定血浆胰岛素。此项发明获得了1977年诺贝尔生理学或医学奖，为微量激素的检测带来了革命性技术突破，开创了激素测定的新纪元。此后，材料科学技术、蛋白制备技术和单克隆抗体杂交瘤技术飞速发展并广泛应用，RIA激素测定得到了进一步改良。这种方法利用抗体与抗原结合的高度特异性，以及高测定敏感性的放射性核素作为标记物示踪，两大优势相辅相成，实现了激素的定量检测。我国RIA激素测定起步于1962年，在北京协和医院内分泌科刘士豪教授的推动下，建立了胰岛素测定方法并应用于临床。然而，该法的不足之处也逐渐显现，放射性核素对人体有害，污染环境，标记物容易衰变。

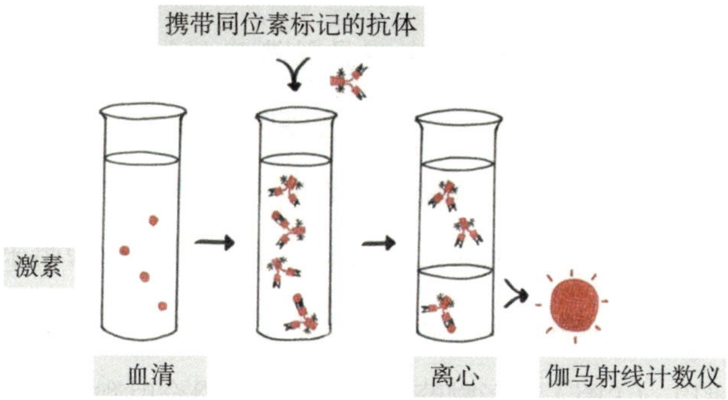

图4　RIA示意

1966年，阿夫拉米亚斯（Avrameas）将辣根过氧化物酶与人血清白蛋白交联后制成酶标记物，建立了用酶取代放射性核素标记抗体的方法，标志着酶免疫测定（EIA）的诞生。EIA是用酶作为标记物示踪，将酶促反应的高效放大作用和抗原-抗体反应的特异性两者相结合的一种免疫分析技术。多重酶偶联和氧化还原反应的重复循环，可使EIA的敏感性提高100倍以上。1971年，瑞典科学家恩瓦尔（Engvall）和荷兰科学家冯·威门（van Veemen）分别报道了酶联免疫吸附测定法（ELISA）测定体液中的微量物质。随着技术的改良，酶免疫分析技术与信号放大系统联用，ELISA法可以测到10^{-19}mmol/L的微量激素水平。

随着技术进步，新的免疫分析技术逐步诞生。20世纪

70年代Arakawe等建立了化学发光免疫分析法（CLIA）。CLIA是利用免疫反应系统和化学发光系统相结合的产物，敏感性可达10^{-18}mmol/L。20世纪80年代初期，在CLIA的基础上，又建立了电化学发光免疫分析法（ECLIA），采用电促发光原理，测定速度更快，检测敏感性达10^{-16}mmol/L。由于化学发光法和电化学发光法环保、快速、准确，各种自动化发光免疫检测技术已成为广泛应用于激素检测的新技术。

七、激素检测前，我们需要注意什么？

人体激素分泌具有节律性。一天中不同时间点，激素分泌可能会有明显波动。比如，正常人促肾上腺皮质激素释放激素、促肾上腺皮质激素和皮质醇呈脉冲式分泌，昼夜节律明显。所以，采血时间很重要。另外，激素分泌容易受到情绪、运动、体位等多方面影响。因此，激素检测前应保持正常作息和饮食，检测前一天晚上8点以后禁食过夜，避免熬夜和失眠。

如果需要留取尿液进行激素检测，需要准确记录尿量，不能随意增加、减少，或者使用估算的方法替代。

女性激素随着月经周期而规律波动。测定女性激素一般选择月经来潮后的第3～5天进行采血。这时处于卵泡早期，可以反映卵巢功能状态。

检测前的用药也需要注意。有些药物会影响检查结果。请患者朋友们遵照医嘱，正确留取标本，避免对激素测定的干扰。

众里寻他千百度，那人却在灯火阑珊处。原来重要的内分泌激素存在我们于每个人的体内，时时刻刻发挥着重要的调节作用，让我们了解关于荷尔蒙的故事，关注内分泌激素水平，健康快乐地生活。

（张　茜　肖新华）

参 考 文 献

［1］史轶蘩. 协和内分泌和代谢学［M］. 北京：科学出版社，1999：621-825.

［2］王志均. 发现促胰液素的故事［J］. 生理科学进展，1979，10（2）：184-185.

［3］黄颖，李海宁，白东亭，等. 激素类体外诊断试剂：历史、现状和策略［J］. 放射免疫学杂志，2010，23（4）：399-401.

［4］邢冬红，潘菊芬，黄焕军，等. 单抗ELISA竞争法在测定激素中的应用研究［J］. 天津医科大学学报，2001（2）：199-200＋203.

［5］张琪，程歆琦，邓成艳，等. 三种化学发光免疫方法检测性激素项目的可比性研究［J］. 中华检验医学杂志，2016，39（12）：964-966.